Le forfait sanitaire au secours de la couverture maladie universelle en Côte d'Ivoire

Points de vue

Collection dirigée par Denis Pryen

Dernières parutions

Miki KISONGO, *Le non-progrès de l'Afrique, Étude d'une responsabilité partagée*, 2016

Fugain Dreyfus ENJEGANDEYO YEPOUSSA, *Plaidoyer pour la paix en Centrafrique* ,2016

Almamy Mamadou WANE, *La cuisine françafricaine. Quand le poétique rejoint le politique,* 2016.

Jean-Joseph ATANGANA, *Nelson Mandela, L'Étoile du Sud*, 2015

Blaise NSIMBA, *Marre d'être un Afrifaim !, Petit plaidoyer pour un complexe constructif*, 2015

A.O.T DIALLO, *La Guinée-Conakry de janvier 2007 à décembre 2010. Chronique et réflexions sur une transition militaire ratée*, 2015.

Joseph WOUAKO TCHALEU, *L'évolution actuelle du Cameroun*, 2015

Johnny Vianney BISSAKONOU, *L'autre version de la crise centrafricaine*, 2015.

Léonard MESSI, *Les sept péchés capitaux du régime de Biya*, 2015.

Karfa Sira DIALLO, *Sénégal-France, Mémoires d'Alternances inquiètes*, 2015

Moussa SANON, *Blaise Compaoré ou la fin non-glorieuse de « Monsieur Bons offices »*, 2015

Jacques SOM, *Non, l'Afrique Noire n'est pas maudite !*, 2015.

Mohamed AMARA, *Le Mali rêvé*, 2015.

Jérôme KABLAN BROU, *L'autre Côte d'Ivoire ou l'alter-émergence. Élections présidentielles 2015*, 2015.

Roger KAFFO FOUKOU, *Eduquer pour une mondialisation humaniste*, 2015.

Albert MOUTOUDOU, *L'hypothèse panafricaniste*, 2015.

Martin KUENGIENDA, *L'Afrique est-elle démocratisable ?, Constitution, sécurité et bonne gouvernance,* 2015.

SHANDA TONME, *Conflits d'éthiques et crises des relations internationales*, 2015.

Jules DJOSSOU, *Chroniques politiques béninoises. Autopsie d'une démocratie en berne*, 2014.

Jean-Bosco Germain ESAMBU MATENDA, *Conflits identitaires et enjeux économiques internationaux dans la région des Grands Lacs,* 2014.

Serge TCHAHA et Christophe DEGAULE, *Le lion's spirit,* 2014.

Donatien Robé
Avec la contribution de
Serge Blafond
(démarche qualité)

LE FORFAIT SANITAIRE AU SECOURS DE LA COUVERTURE MALADIE UNIVERSELLE EN CÔTE D'IVOIRE

Préface de René Hokou Légré

L'Harmattan

Du même auteur

Financement de la santé en Afrique : le choix de l'assurance-maladie obligatoire aux éditions du Panthéon, Paris 2012.

5-7, rue de l'École-Polytechnique, 75005 Paris

www.harmattan.fr
diffusion.harmattan@wanadoo.fr

ISBN : 978-2-343-09723-7
EAN : 9782343097237

PRÉFACE

Après une longue période de crise qui a eu pour conséquence de porter gravement atteinte aux droits fondamentaux et de fragiliser le tissu social, la Côte d'Ivoire a entamé depuis quelques années, un processus de reconstruction politique, économique et sociale.

Ce pays d'Afrique de l'Ouest est résolument engagé à se remettre progressivement d'une décennie de belligérance politique et militaire particulièrement éprouvante et à créer les conditions de perspectives durablement heureuses pour ses populations.

Les indicateurs de performances économiques passent de façon progressive et résolue au vert, au point d'autoriser les gouvernants à se fixer comme défi majeur à relever, d'ici à 2020, de faire de la Côte d'Ivoire un pays émergent, c'est-à-dire un pays en plein essor économique, disposant de ressources humaines et financières ainsi que d'un dynamisme social, susceptibles de lui permettre d'envisager son entrée dans le monde du développement dans les cinq prochaines années.

Une projection des plus ambitieuses qui fait légitimement espérer les populations ivoiriennes, à cette échéance si proche, en des réponses rapides et adéquates aux problèmes sociaux auxquels elles restent confrontées, notamment en la possibilité de se soigner dans les meilleures conditions et à des coûts supportables.

L'annonce de la mise en place d'une couverture maladie universelle (CMU), qui naît des cendres des promesses d'une assurance-maladie universelle (AMU) contrariée, et qui est espérée comme le sésame qui ouvrira pour les plus vulnérables les portes des meilleures opportunités de prise en charge médicale, ne pouvait que conforter ces populations dans leur optimisme.

C'est en attendant que le projet prenne véritablement les formes susceptibles de faire tomber les derniers murs de défense des quelques sceptiques quant à sa pertinence et sa viabilité qu'intervient la publication de cette œuvre.

Il s'agit d'une démarche critique du processus de mise en œuvre des systèmes d'assurance-maladie en Afrique et spécifiquement en Côte d'Ivoire, dont l'auteur identifie plusieurs obstacles à une opérationnalisation véritable du mécanisme.

Il indique par exemple, que le faible taux de cotisation reposant sur 10 % de la structure économique du pays est de nature à engendrer des fraudes. La gestion du projet confiée à des organismes délégués ne bénéficiant d'aucuns fonds de financement lui semble également problématique de même que l'absence d'un véritable instrument de maitrise des dépenses et de contrôle des fraudes.

Les critères de participation des entreprises dont les salariés bénéficieront de la CMU, le mode de détermination du statut d'indigent et le mode de gestion du financement de la carence de trois mois restent encore mal connus.

En termes d'alternatives à un mécanisme qu'il juge peu viable, l'auteur en s'inspirant des modèles français, allemand, anglais, chinois et suisse, propose la solution du «forfait sanitaire unique» dont il expose le mode de fonctionnement.

Au-delà de ces critiques légitimes qui procèdent assurément d'une approche idéologique différente sur la question, cet ouvrage a le mérite de suggérer une somme de propositions et de recommandations dont la prise en compte devrait aider à une amélioration substantielle du projet de CMU et de constituer une source d'inspiration pour d'autres pays du continent.

C'est en cela qu'il nous plairait que cet ouvrage soit accueilli avec générosité, comme la contribution d'un intellectuel africain, désirant mettre la quintessence de ses expériences acquises et de ses expertises engrangées au bénéfice du développement de son pays et plus largement de son continent.

Il s'agirait de façon plus spécifique d'apprécier cet ouvrage comme une contribution technique substantielle à la construction d'un système social performant et durable dont le succès aiderait à une meilleure protection des droits sociaux des populations qui n'ont que trop souffert de politiques sanitaires non-inclusives et inévitablement contre-productives.

Il reste juste à espérer que les experts de tous bords prennent pour prétexte ces réflexions pour s'inviter dans le débat ouvert si opportunément, en vue de contribuer à procurer les meilleures garanties du respect du droit à la santé en Côte d'Ivoire.

RENÉ HOKOU LÉGRÉ

Secrétaire Exécutif de la Commission Nationale

des Droits de l'Homme de Côte d'Ivoire

INTRODUCTION

Depuis quelques années, un peu partout en Afrique, la couverture santé universelle est devenue le projet de prédilection des acteurs politiques, au pouvoir comme dans l'opposition. Ils semblent avoir pris conscience des freins à l'accessibilité financière et géographique aux soins de santé des populations. Du moins par leurs discours et projets de société. Les institutions internationales, les organisations non-gouvernementales et autres leaders d'opinions, font aussi de l'accès des populations aux soins de santé une préoccupation majeure (déclaration finale sommet GLENEAGLES, 2005). De fait, force est de reconnaître que depuis la conférence d'Alma Ata en 1978 jusqu'aux objectifs du millénaire pour le développement (OMD, 2000-2015), en passant par l'initiative de Bamako en 1987 et les « engagements d'ABUJA » en 2001, la communauté internationale s'est toujours mobilisée face au drame sanitaire des populations des pays pauvres, notamment ceux d'Afrique. Curieusement, malgré les engagements forts et malgré les nombreuses et coûteuses politiques de financement de la santé mises en œuvre, les résultats restent médiocres, car les Africains meurent toujours en grand nombre et très jeunes de pathologies dont les traitements existent.

L'Afrique a connu la gratuité des soins après les indépendances. Elle a aussi connu la privatisation totale de la santé par le « recouvrement des coûts » au début des années 1990 dans un contexte difficile de programmes d'ajustement structurel imposés par les institutions financières internationales (revue médecins du monde, avril 2008). Aujourd'hui, il est de plus en plus question de couverture maladie universelle depuis que l'ONU a fixé le cap de l'accès universel des populations aux soins de santé (résolution assemblée générale ONU, CSU, décembre 2012). Comme d'habitude en Afrique, l'accent est mis sur le concept, voire l'appellation générique que sur le contenu réel des politiques. En clair, les bons choix ne sont pas faits, car généralement, ces politiques n'ont aucune prise avec les réalités socio-économiques et les habitudes de consommation des soins des Africains.

Au lendemain des indépendances, la majorité des pays d'Afrique subsaharienne a opté pour le financement de la santé par des contributions exclusivement publiques permettant la gratuité des soins pour les populations. Au fil des ans, cette politique de gratuité est devenue un véritable fardeau pour les États africains au point d'être dans le viseur des bailleurs de fonds dès le début de la crise de la dette, conséquence de la crise économique du début des années 1980. L'initiative de Bamako a mis fin à cette gratuité des soins. Elle a aussi mis en chantier la politique de « recouvrement des coûts » censée à la fois soulager les caisses publiques et favoriser l'accès aux soins. De fait, les populations africaines, par le moyen du « recouvrement des coûts », ont été contraintes de prendre en charge, elles-mêmes, leurs dépenses de santé par le paiement-direct ou en souscrivant, pour ceux dont les revenus le permettaient, des couvertures santé dans des assurances privées lucratives ou mutuelles sociales de santé. À l'arrivée, les caisses publiques ont été effectivement soulagées, mais l'accès aux soins de santé des populations n'a pas été effectif. Comme il fallait s'y attendre, la grande pauvreté en Afrique et la méconnaissance du fonctionnement de la mutualité sociale de santé ont condamné la politique de « recouvrement des coûts » à l'échec.

La Côte d'Ivoire a connu ces différentes politiques de financement de la santé. Elle a aussi connu les échecs. Sous le gouvernement de la IIe République avec monsieur Laurent Gbagbo, la Côte d'Ivoire a tenté, à partir de 2001, la mise en œuvre de l'assurance-maladie universelle (AMU). Ce système de financement de la santé était annoncé comme un système universel et très protecteur puisqu'il avait l'ambition de couvrir l'ensemble de la population, y compris ceux des Ivoiriens qui ne pouvaient pas contribuer en raison de leur pauvreté. De toute évidence, si ce projet avait vu le jour, ses difficultés viendraient de cette générosité excessive d'autant plus que son financement, bien qu'équitable, n'était pas suffisant, basé qu'il était, sur les seules cotisations sociales et un « apport exceptionnel » de l'État. La question de la pérennité du système de l'AMU se poserait à un moment ou à un autre, car aucun financement innovant par le biais des taxes n'était prévu. Au final, la crise politico-militaire qu'a connue le pays a eu raison de ce projet qui a été abandonné par ses initiateurs. Plus de dix ans après, la couverture maladie universelle (CMU) initiée avec l'accession au pouvoir d'État de monsieur Alassane Ouattara ne parvient pas, quant à elle, à connaître une mise en œuvre réussie du fait de nombreuses insuffisances dans sa conception. Le financement, la gestion du risque maladie, l'équité et la maîtrise des dépenses restent problématiques.

Des grands systèmes classiques connus, la Côte d'Ivoire, que ce soit avec l'AMU non aboutie ou la CMU en détresse, a choisi de financer la santé par le biais du système bismarckien. La spécificité de ce système est qu'il est obligatoire et a été conçu à la base pour les travailleurs en Allemagne en 1883. Il est donc lié à un contrat de travail. Ce système assurantiel organise la solidarité entre les travailleurs. Son efficacité dépend essentiellement de l'économie du pays qui doit être formelle et performante, créant des emplois formels. Or l'économie ivoirienne est faible et informelle à environ 90 %, créant des emplois essentiellement informels (document AFD, décembre 2012). Vouloir financer la santé des Ivoiriens par le seul système bismarckien, c'est accepter qu'environ 90 % des Ivoiriens ne disposent pas de couverture santé. Et cela est inacceptable au plan moral. Il n'est plus question de tergiverser, la situation sanitaire déplorable de l'écrasante majorité des Ivoiriens et leur niveau élevé de pauvreté exigent la mise en œuvre d'une politique sociale dans le domaine de la santé. Cette politique doit tenir compte de l'économie du pays et des nouvelles contraintes en matière de financement de la protection sociale. Face à ces défis, la conception d'un système innovant est une exigence, car la couverture maladie est passée aujourd'hui de la logique assurantielle à la logique universelle, de la solidarité professionnelle à la solidarité nationale. Si la couverture maladie est désormais universelle, son financement doit l'être, l'éloignant d'un déficit structurel.

Par ailleurs, il est définitivement établi que les enjeux d'une politique de santé sont nationaux, car une population en bonne santé est un excellent capital humain, essentiel pour le développement d'un pays. En cela, la santé est un bien public qui exige que l'État s'implique dans la recherche des solutions et promeuve la solidarité nationale. La santé est aussi un bien privé, car chacun en a besoin pour atteindre ses objectifs personnels. Sans la santé, pas de projets. Le bien privé qu'est la santé exige que chacun la cofinance avec la collectivité. Le système du forfait sanitaire unique auquel est consacré cet ouvrage fait de la santé un bien public-privé, financé par tous pour profiter à tous.

Il est essentiel de savoir qu'en Côte d'Ivoire comme dans de nombreux pays africains, les statistiques et autres données chiffrées ne sont pas disponibles dans de nombreux secteurs d'activité. Quand elles sont disponibles, elles ne sont pas actualisées. Il est donc difficile de concevoir un système dans la plus grande précision, notamment avec des estimations économiques. Seule la mise en œuvre concrète du système permettra de se confronter aux réalités et données qui permettront d'ajuster et d'orienter techniquement certaines dispositions. Les critiques et propositions mentionnées dans cet ouvrage portent, par conséquent, sur la formule de la CMU et ses grandes options stratégiques. Il ne s'agit nullement d'une évaluation économique du projet.

PREMIÈRE PARTIE

DIAGNOSTIC

CHAPITRE 1

RÉSUMÉ DE L'OFFRE SOCIALE DE SANTÉ EN CÔTE D'IVOIRE

LA GRATUITÉ DES SOINS

Dès sa prise de fonction effective à la tête de l'exécutif, le président Ouattara a décrété la gratuité totale des soins sur toute l'étendue du territoire national. Les Ivoiriens qui sortaient d'une grave crise politique et militaire avec à la clé un embargo total sur les médicaments ne pouvaient pas bouder une telle mesure sociale salutaire. C'est normalement que les hôpitaux et autres centres de santé ont été pris d'assaut quotidiennement depuis l'annonce de la bonne nouvelle. Mais très vite, le constat était irréfutable : la demande était forte et pas au niveau de l'offre. La rupture était inévitable : pénurie de médicaments, insuffisance et démotivation du personnel soignant, incapacité du plateau technique déjà vieillissant de résister à la surexploitation, manque de financement, etc.

La gratuité ciblée censée corriger les insuffisances et erreurs de la politique de gratuité totale en ne prenant en compte que le paludisme, les enfants de 0 à 5 ans, les femmes enceintes, les urgences médicales et les indigents, n'a pas non plus satisfait les Ivoiriens.

En somme, la gratuité des soins a été un véritable échec du fait de l'impréparation dans sa conception technique, son financement et sa mise en œuvre.

Il faut rappeler que la Côte d'Ivoire était à sa deuxième expérience avec la politique de gratuité des soins. La première expérience était sous la gouvernance du président Houphouët-Boigny et avait été supprimée dans le cadre des programmes d'ajustement structurel.

LA MUTUALITÉ SOCIALE EN CÔTE D'IVOIRE

La principale mutuelle sociale de santé en Côte d'Ivoire après l'indépendance en 1960, du point de vue du nombre d'adhérents et de l'utilité sociale, est la mutuelle générale des fonctionnaires et agents de l'État de Côte d'Ivoire (MUGEF-CI). Plusieurs décennies après, le mouvement mutualiste s'est renforcé sous l'impulsion de l'initiative de Bamako en 1987 avec la naissance de quelques mutuelles à adhésion volontaire. Malheureusement, ce mouvement qui a suscité un véritable engouement des partenaires au développement et un réel espoir pour les populations n'a pas connu la réussite escomptée en Côte d'Ivoire et plus globalement en Afrique subsaharienne après plus de 20 années d'existence (Jacques DEFOURNY et Julie FAILON, « monde en développement » numéro 153, 2011). De fait, aujourd'hui en Côte d'Ivoire, la mutualité sociale de santé reste encore au stade embryonnaire, comme si le mouvement venait d'être lancé.

La faible adhésion des populations ivoiriennes aux mutuelles sociales de santé peut s'expliquer par plusieurs facteurs. Une des explications est que le mouvement mutualiste en Côte d'Ivoire et plus généralement en Afrique subsaharienne a voulu ressembler trait pour trait à celui de l'Europe. Tout a été conçu afin que le modèle occidental y soit transposé, ignorant les spécificités africaines. Le fait que les promoteurs de la mutualité sociale de santé, ceux-là même qui ont apporté l'appui financier et technique soient extérieurs à la société africaine n'est pas étranger à cette situation (Bart CRIEL et Monique Van DORMAEL « tropical medicine and international health, mars 1999). En fait, le mouvement mutualiste a été fortement soutenu, techniquement et financièrement en Côte d'Ivoire et partout en Afrique de l'Ouest francophone, par les partenaires au développement, notamment la coopération française et belge. Cette dépendance a rendu ce mouvement mutualiste vulnérable, car les difficultés des mutuelles commençaient dès que les programmes de coopération arrivaient à leurs termes.

Il faut rappeler qu'en Europe, la mutualité sociale est née en pleine industrialisation. Les emplois formels ont donc contribué au développement et au renforcement du mouvement mutualiste avec l'adhésion obligatoire de fait, et les cotisations salariales et patronales comme sources de financement. En Afrique et plus spécifiquement en Côte d'Ivoire, le secteur informel qui domine la structure de l'économie ne favorise pas le salariat, constituant un frein à l'adhésion obligatoire. Ceci explique que l'adhésion volontaire caractérise principalement les mutuelles nées en Côte d'Ivoire dans le sillage de l'initiative de Bamako (Bart CRIEL et Monique Van DORMAEL, mars 1999). Associée à plusieurs autres facteurs dont la pauvreté, le niveau d'éducation et les déterminants culturels, la prépondérance de l'économie informelle explique aussi la faible pénétration de la mutualité sociale et la courte vie des mutuelles qui ont été créées en Côte d'Ivoire après l'initiative de Bamako.

Enfin, les raisons de l'échec de la mutualité sociale de santé en Côte d'Ivoire s'expliquent par un déficit de formation des dirigeants, notamment sur la gouvernance. De nombreux dirigeants mutualistes ignorent encore aujourd'hui les principes et valeurs de l'économie sociale que résume ici Gérard

ANDRECK, PDG du groupe français MACIF, dans « alternatives économiques » du 25 janvier 2006 : « La gouvernance des entreprises de l'économie sociale est caractérisée par trois spécificités fondamentales : la première est qu'à la différence des sociétés capitalistes classiques, le pouvoir dans les sociétés de l'économie sociale remonte de la base vers le management. La deuxième est que les processus de décision ne sont pas dictés par un actionnaire. La troisième est que la recherche du profit est considérée comme un moyen pour réaliser le projet et non comme un objectif en soi ». Comme on peut bien le comprendre, la gouvernance démocratique qui s'appuie sur le principe « une personne, une voix », la non-lucrativité et le projet faisant de l'homme le centre des préoccupations, sont quelques-unes des principales caractéristiques des entreprises de l'économie sociale. Ces principes excluent tout enrichissement personnel et tout pouvoir écrasant d'un individu ou groupe d'individus. En Côte d'Ivoire et partout en Afrique subsaharienne, les mutuelles ne sont pas gouvernées selon ces principes. Dans la majorité des cas, les organes de gouvernance sont bel et bien mis en place, mais ne jouent pas pleinement leur rôle parce que les dirigeants ne sont pas formés et imprégnés des valeurs de l'économie sociale et solidaire. Et très souvent, ce manque de formation mène à des dérives dans la gouvernance (Alain LÉTOURNY et PAVY-LÉTOURNY, AFD 2005)

Globalement, la situation des mutuelles sociales en Côte d'Ivoire est semblable à celle des mutuelles des autres pays africains. Leur pénétration reste très faible et leurs performances sont considérablement limitées. Ce sont d'ailleurs ces raisons qui expliquent l'échec des systèmes d'assurance-maladie s'appuyant exclusivement sur la mutualité sociale de santé.

SANTÉ COMMUNAUTAIRE

La santé communautaire était, dans le cadre de la politique de « recouvrement des coûts » issue de l'initiative de Bamako, un des dispositifs majeurs pour l'accès des populations aux soins primaires. Si la Côte d'Ivoire n'a pas connu la réussite espérée en matière de mutualité volontaire comme au Sénégal ou au Mali, elle a pu développer de façon satisfaisante à partir de 1994 un réseau de formations sanitaires à base communautaire (FSUCOM). Il est vrai que ces formations sanitaires sont essentiellement concentrées à Abidjan et ses environs, mais leur rôle social est indéniable. Ces centres de santé de proximité sont des entreprises associatives inspirées de l'économie sociale et solidaire dont les principes de gestion sont : non-lucrativité, gouvernance démocratique, participation communautaire. Leur but est de produire des soins de qualité à moindres frais aux membres ou non de l'association en mettant à leur disposition des médicaments. Dans ces structures, y vont tous ceux qui ne disposent pas de couverture santé et qui sont bien obligés de payer directement leurs soins en cas de maladie.

CHAPITRE 2

REGARD CRITIQUE SUR LE PROJET CMU

LA COUVERTURE MALADIE UNIVERSELLE SE FAIT ATTENDRE

Présentée comme le projet essentiel du président Alassane Ouattara, la couverture maladie universelle tarde à permettre aux Ivoiriens de se soigner à moindres frais. La promesse ne parvient pas à se concrétiser. Les Ivoiriens dont la demande en soins de santé est plus que jamais importante s'impatientent, espérant enfin profiter des soins de qualité à des coûts abordables. Maintes fois reportée (janvier 2013, janvier 2014, janvier 2015), la mise en œuvre effective de la CMU avait été fixée à janvier 2016 après le lancement en grande pompe de l'opération d'enrôlement en décembre 2014. Le début des prélèvements au titre des cotisations mensuelles était prévu pour octobre 2015 puis repoussé à décembre 2015. Cette dernière échéance n'a pas été respectée, comme les autres.

La phase pilote, étape précédant la généralisation de la CMU devait débuter avec les affiliés de la caisse nationale de la prévoyance sociale (CNPS), les pensionnaires de la caisse générale de retraite des agents de l'État (CGRAE), les adhérents de la mutuelle générale des fonctionnaires et agents de l'État (MUGEF-CI), les planteurs d'Hévéa et de palmier à huile. Finalement, ce sont les étudiants qui sont les heureux retenus pour débuter cette phase pilote sous le prétexte qu'ils sont moins dispersés géographiquement et se trouvent sur des sites universitaires dotés de centres de santé de premiers contacts (interview du ministre Dosso Moussa, Fraternité matin, 26 février 2016). Il n'empêche que ce choix de dernière minute porté sur les étudiants soit sans doute problématique du fait de son caractère précipité et de l'impossibilité pour cette seule cible d'apporter des informations et situations édifiantes pouvant favoriser la structuration de la généralisation de la CMU. Alors question : qu'est-ce qui peut bien expliquer ces reports et volte-face successifs qui finiront par discréditer ce projet si important pour les Ivoiriens ?

Afin d'avoir une meilleure compréhension de la situation, il est essentiel de jeter un regard critique sur le plan de financement du projet. La promesse de campagne du candidat Ouattara en 2010 prévoyait une contribution mensuelle de 1000 FCFA (1,52 €) par personne pour financer la CMU. In fine, les techniciens de la caisse nationale d'assurance-maladie (CNAM) chargés de la conception de la formule de cette assurance-maladie ont préféré s'aligner sur la promesse de campagne. Or tous les experts en protection sociale s'accordent à penser que les dépenses de santé dans un contexte de subvention des soins sont multipliées par deux, voire trois, en raison de la suppression du frein financier. La hausse des dépenses est accentuée par l'aléa moral, la demande induite et d'autres facteurs notamment la fraude. D'ailleurs, le choix des autorités de commencer la CMU avec une insignifiante partie de la population, à savoir les acteurs économiques du secteur formel, renforcera cette fraude. Les Ivoiriens sans couverture santé parasiteront le système s'il n'est pas doté de véritables instruments de prévention et de contrôle de la fraude. Dans de telles conditions, ce plan de financement ne pourra soutenir durablement le projet. En sus, il faut rappeler qu'à ce jour, la question de la contribution des entreprises dont les salariés bénéficieront de la CMU n'a toujours pas été évoquée. Contribueront-elles ? Si oui, comment et dans quelles proportions ? De toute évidence, la CMU est sous-financée. Sa mise en œuvre dans ces conditions financières sera problématique. Les techniciens de la CNAM ne peuvent l'ignorer.

Faut-il le rappeler, les cotisations sociales ne suffisent plus, partout dans le monde, à financer des systèmes universels. En conséquence, ce projet aurait dû bénéficier des financements additionnels par le biais des financements dits « innovants ». Autrement dit, le financement par une partie de la consommation à travers une taxe santé aurait dû compléter le financement par les revenus du travail.

Ce projet est loin d'être satisfaisant dans sa conception. Il faut le dire sans risque de se tromper, la CMU est inéquitable dans sa politique de financement et de gestion du risque maladie puisque la contribution mensuelle unique de 1000 FCFA (1,52€) par personne y compris les enfants de plus de 5 ans pénalise les plus démunis. Selon ce dispositif, des Ivoiriens aux revenus modestes pourront se retrouver à contribuer à parts égales ou beaucoup plus que des Ivoiriens aux revenus importants. La raison est toute simple : un Ivoirien aux revenus modestes peut avoir plus d'enfants de plus de 5 ans qu'un Ivoirien aux revenus importants. De ce qui précède, on peut le constater, le caractère inéquitable de la CMU ne souffre d'aucune contestation. Cela est regrettable dans un système dit social, s'appuyant sur la solidarité nationale. Aussi, le mécanisme de la CMU privilégie le secteur formel qui est soumis à un régime obligatoire réputé efficace et abandonne le secteur informel, le plus important dans la structure de l'économie ivoirienne à un régime volontaire réputé, lui, inefficace.

Il ne faudra pas s'en éloigner : l'ambition initiale du pack nommé « objectifs du millénaire pour le développement » concocté par l'ONU depuis 2000 et celui des « objectifs pour le développement durable » depuis 2015 est de réduire l'extrême pauvreté dans le monde. La couverture santé universelle (CSU) est une des politiques prônées par la communauté internationale pour atteindre ces objectifs nobles. La Côte d'Ivoire s'y est associée par la CMU qui dispose fort heureusement d'un régime non-contributif de prise en charge gratuite des personnes indigentes. Les contours de ce régime restent à ce jour méconnus, mettant un sérieux doute sur la faisabilité tant financière que technique. Où l'État trouvera-t-il les ressources financières pour faire fonctionner ce régime ? Comment seront identifiés ces indigents ? La difficulté en Côte d'Ivoire est que le caractère essentiellement informel de l'économie ne permet pas l'identification des revenus de la majorité de la population. Savoir qui est pauvre ou qui ne l'est pas dans cette économie informelle, sera la croix et la bannière, surtout si c'est l'unique critère de revenu qui est retenu. Vraisemblablement, si la CMU devait être mise en œuvre dans ces conditions, elle serait inefficace en termes d'accessibilité aux soins, de cohésion nationale et de justice sociale, car elle ne favoriserait pas l'égalité pour tous face à la maladie.

L'autre question pendante est le financement de la carence qui prévoit que les futurs bénéficiaires de la CMU cotisent pendant au moins 3 mois sans prestations en nature. Pourront-ils l'accepter ? Comparaison n'est pas raison. Mais pour mémoire, les fonctionnaires maliens, dans le cadre de l'assurance-maladie obligatoire avaient refusé la carence, obligeant le gouvernement à remettre en cause le caractère obligatoire de l'assurance-maladie. L'État de Côte d'Ivoire ne peut-il pas financer cette carence afin de marquer le virage social et surtout éviter un éventuel bras de fer avec les syndicats ?

D'un autre côté, la gestion technique du risque maladie semble encore peu élucidée. De fait, il est prévu que la CMU soit exécutée par des « organismes gestionnaires délégués » (OGD), notamment des mutuelles et des sociétés d'assurance, qui géreront les prestations pour le compte de la CNAM. Alors question : qui collectera les cotisations et qui en sera le gestionnaire ? Une question fondamentale qui alimente les démêlés entre la CNAM et la MUGEF-CI, et qui reste encore sans réponse définitive. D'ores et déjà, ce choix des « organismes gestionnaires délégués » pour exécuter la CMU montre que le projet s'inspire bien maladroitement des systèmes allemand et belge. En Allemagne, l'assurance-maladie publique est exécutée par des caisses-maladie (krankenkasse) à but non-lucratif qui collectent les cotisations et les reversent dans une caisse centrale appelée « fonds santé », alimentée aussi par des taxes diverses et gérée par l'état, garant du panier de soins. Cette caisse centrale finance les caisses-maladie selon leurs besoins, surtout, elle comble leurs déficits financiers quand ils sont justifiés. En Belgique, le recouvrement des cotisations et autres contributions est assuré par l'office national de sécurité sociale (ONSS) qui les repartit aux différentes branches de la sécurité sociale selon leurs besoins. L'institut national de l'assurance-maladie (INAMI), branche maladie du système belge finance alors les organismes délégués appelés « assureurs ». En Allemagne comme en Belgique, les organismes délégués ont un financeur, surtout en cas de déficit. En Côte d'Ivoire, les « organismes gestionnaires délégués » seront livrés à eux-mêmes en cas de déficit financier, la CNAM ne disposant pas de « fonds » suffisants pour les financer. Le flou qui entoure cette question explique sans doute que les entreprises d'assurance ne se bousculent pas pour obtenir l'agrément de la CNAM et que la MUGEF-CI exprime de fortes réserves sur la collecte et la gestion des cotisations des fonctionnaires.

La mise en œuvre de la CMU butera sur l'insuffisance et la mauvaise qualité de l'offre publique de soins. De fait, la Côte d'Ivoire dispose d'un ratio médiocre d'un médecin pour 9 899 habitants, un infirmier pour 4 020 habitants, une sage-femme pour 2 856 femmes en âge de procréer (Suivi des progrès vers la CSU en Côte d'Ivoire : analyse situationnelle de base du bureau de représentation en Côte d'Ivoire, OMS novembre 2015). Des villages et villes ne possèdent pas encore des centres de santé dotés d'un minimum de personnel et d'un plateau technique de base. Le personnel public de santé existant, en plus d'être insuffisant, reste démotivé en raison d'une grille salariale insatisfaisante. Or la CMU ne prévoit pas encore l'intégration de l'offre privée de soins dans son dispositif, renforçant très clairement la conviction selon laquelle l'offre publique de soins ne sera pas à la hauteur de la demande de soins sans cesse grandissante.

Indéniablement, les obstacles pour une couverture maladie universelle définitivement opérationnelle sont nombreux. Ils pourraient justifier le retard de la mise en œuvre du projet cher au président Ouattara.

BRAS DE FER CNAM-MUGEF-CI ?

La MUGEF-CI serait-elle un obstacle à la mise en œuvre de la couverture maladie universelle en Côte d'Ivoire ? En tout cas, il pourrait y avoir un bras de fer entre la caisse nationale d'assurance-maladie (CNAM), organe régulateur de la CMU et la mutuelle générale des fonctionnaires et agents de l'État (MUGEF-CI). Et ce bras de fer pourrait faire des dégâts dans la politique sociale du gouvernement. En effet, le président du conseil d'administration de la MUGEF-CI, SORO Mamadou et son directeur général TOURÉ Lanciné ont soutenu le 22 septembre 2015 leurs mémoires de fin d'études dans le cadre d'un master 2 en « gestion mutualiste » à l'université de Versailles, saint Quentin en France. Une formation rendue possible grâce au partenariat entre la mutuelle ivoirienne et la mutuelle générale de l'éducation nationale (MGEN) en France. Les deux dirigeants mutualistes, dans le choix des thèmes sont restés collés à l'actualité ivoirienne. Le PCA SORO Mamadou avait pour thème : « Mise en œuvre de la couverture maladie universelle dans le contexte du règlement communautaire de la mutualité de l'UEMOA » quand son DG TOURÉ Lanciné a choisi « La place de la mutuelle générale des fonctionnaires et agents de l'État de Côte d'Ivoire dans la mise en œuvre du système de couverture maladie universelle en Côte d'Ivoire ». Des thèmes intéressants qui ont permis aux deux dirigeants mutualistes, notamment le directeur général TOURÉ Lanciné d'ouvrir le débat sur la CMU, très loin de la Côte d'Ivoire et des fonctionnaires et agents de l'État.

Sur la forme, il est désolant qu'un débat aussi important, lié à la vie des Ivoiriens et ayant trait à la politique sociale en Côte d'Ivoire ne s'ouvre pas devant les Ivoiriens, avec les Ivoiriens et en Côte d'Ivoire. Il est regrettable que ce soient des professeurs d'université français qui aient à donner leurs avis sur les arguments du directeur général TOURÉ Lanciné alors qu'ils ignorent tout de la situation sanitaire des Ivoiriens et méconnaissent les fondements de la politique de santé en

Côte d'Ivoire. Aussi, il est absolument surprenant qu'en Côte d'Ivoire, les dirigeants de la MUGEF-CI affirment haut et fort soutenir la CMU dans sa formulation et ses grandes options et qu'à l'étranger, à l'occasion d'un mémoire de fin de formation, des réserves sans équivoque soient émises contre les mêmes choix. Il est essentiel de préciser que toutes les critiques du DG TOURÉ Lanciné contre la CMU dans son mémoire engagent le PCA SORO Mamadou qui était présent à la cérémonie et a sans doute lu le document de son employé. Il est aussi utile de préciser que messieurs SORO et TOURÉ ont fait cette formation en tant que dirigeants de la MUGEF-CI et que leurs avis sur la CMU, même dans un mémoire de fin de formation, engagent leur mutuelle. Enfin, il faut rappeler que la présentation du mémoire du DG a eu lieu le 22 septembre 2015. À cette date, la CNAM se disait prête à lancer en octobre la phase des prélèvements dans le cadre des cotisations pour le début effectif des prestations en nature en janvier 2016. Tout était donc techniquement bouclé par la caisse nationale d'assurance-maladie (CNAM) au moment où le DG TOURÉ Lanciné égrenait ses critiques et propositions pour la CMU. De ce qui précède, tout porte à penser que les négociations sur les orientations techniques de la CMU avec la MUGEF-CI n'ayant pas abouti, la CNAM a été contrainte de différer le début des prélèvements sur les salaires des fonctionnaires et d'abandonner le choix des fonctionnaires pour la phase pilote, se rabattant, en désespoir de cause, sur les étudiants. D'ailleurs, dans son document, M. TOURÉ Lanciné s'est voulu menaçant au cas où la CNAM ferait le choix de forcer le passage : « Au regard des forces et faiblesses de chacun des cas de figure probables ci-dessus, il ressort que le second paraît plus plausible et plus à même de permettre à la CMU d'amorcer son démarrage sans susciter de grognes sociales notamment de la part des bénéficiaires de la MUGEF-CI dont certaines représentations syndicales ont déjà donné de la voix pour marquer leur opposition à une éventuelle augmentation de leur contribution au financement de leur couverture santé ». Une mise en garde sans doute prise en compte par les dirigeants de la caisse nationale d'assurance-maladie.

Sur le fond de la question, l'analyse des arguments du DG de la MUGEF-CI met en exergue ses inquiétudes quant au caractère pénalisant pour sa mutuelle de certaines dispositions de la CMU. Il s'inquiète globalement, avec l'avènement de la CMU, d'un éventuel amenuisement des ressources financières de la MUGEF-CI pouvant entraîner la mort de la mutuelle. Il écrit en substance : « Dans le premier cas de figure, une partie des ressources précédemment prélevées pour financer le régime de base maladie de la MUGEF-CI, sera désormais destinée à l'IPS-CNAM pour la prise en charge des prestations du régime général de base de la CMU des membres de la MUGEF-CI. Les faiblesses de ce cas de figure résident cependant dans la diminution considérable des ressources de la MUGEF-CI ». Cela est d'autant plus vrai que l'option prévue à ce jour est que la CNAM recouvrera et gérera les cotisations pour la couverture de base. À ce stade de l'analyse, il faut rappeler que la CMU a été instituée par une loi quand la MUGEF-CI l'a été par un décret en 1973. Selon la hiérarchie des textes juridiques comme l'indique bien TOURÉ Lanciné dans son document, le décret s'incline face à la loi. Et la loi indique clairement que la CMU est le système de couverture santé de base et est obligatoire pour tous ceux qui vivent en Côte d'Ivoire. La MUGEF-CI devrait donc s'incliner face à la CNAM, institution de gestion et de régulation de la CMU. Ce, quelles que soient ses difficultés éventuelles. Techniquement, Face à cette situation, la MUGEF-CI a l'obligation de s'adapter en proposant une couverture santé complémentaire compétitive à ses adhérents et à ces dizaines de milliers d'Ivoiriens qui en auront besoin pour une prise en charge à 100 %, et non courir après une position de privilégiée. D'ailleurs, elle dispose déjà d'une complémentaire santé avec IVOIR'SANTÉ. Les ressources financières qu'elle craint de perdre seront ainsi remplacées par un nombre plus important des souscripteurs de cette couverture complémentaire.

Le second cas de figure qui, sans surprise, pourrait contenter les responsables de la MUGEF-CI mais n'est apparemment pas le choix de la CNAM est ainsi décliné par le DG : « La MUGEF-CI gère le régime général de la CMU de ses mutualistes avec les ressources issues des cotisations de son régime de base maladie devenu sans objet dans le nouveau contexte ». On le voit, les responsables de la MUGEF-CI semblent n'avoir d'yeux que pour les ressources financières collectées. Ils ignorent que la gestion du régime de base de la CMU qu'ils souhaitent tant décrocher entraînera inéluctablement un « effet ciseaux » du fait que les dépenses seront supérieures aux recettes, le mode de financement de la CMU n'étant pas ambitieux. Il faut au passage rappeler que, contrairement au régime de base de la MUGEF-CI, la couverture de base de la CMU intègre les hospitalisations dans son panier de soins. Or il est établi que dans tous les systèmes d'assurance-maladie du type bismarckien, les dépenses d'hospitalisations sont les plus importantes et les plus incontrôlables dans les dépenses totales de santé. La MUGEF-CI est-elle capable de faire face à un déficit structurel chronique du régime de base de la CMU, si elle devait collecter et gérer les cotisations des fonctionnaires et agents de l'État, tout en étant compétitive sur une offre de couverture complémentaire ?

Manifestement, La MUGEF-CI est à la recherche d'un statut particulier dans le système de sécurité sociale en Côte d'Ivoire. Son partenariat avec la mutuelle générale de l'éducation nationale (MGEN) en France et ses prétentions affichées depuis l'avènement de la CMU l'attestent. Un partenariat avec la MGEN en vue de la formation des dirigeants de la MUGEF-CI, comme c'est le cas avec ce master 2 en « gouvernance mutualiste », est sans doute à encourager. Mais, marcher dans les pas de la MGEN pour lui ressembler ou épouser sa stratégie et ses actions de développement est sans doute une erreur. Il faut rappeler tout de même que la MGEN est une spécificité dans la sécurité sociale française d'autant plus qu'elle est quasiment la seule à n'avoir pas épousé les idées d'unification des caisses santé existantes à la fin de la Deuxième Guerre mondiale. Aujourd'hui, cette mutuelle est un puissant groupe avec des entreprises diverses. La MUGEF-CI voudrait bien faire comme elle en accroissant ses activités alors même que, contrairement à la MGEN, son activité de base, à savoir l'achat des soins de qualité pour ses adhérents, n'est pas satisfaisante. Il est juste utile de rappeler que la MUGEF-CI n'a pas la même histoire et la même conception des valeurs de l'économie sociale que la MGEN qui existe aujourd'hui grâce à la volonté et surtout l'abnégation des instituteurs français à travers le syndicat national des instituteurs (SNI). L'histoire de la MGEN est celle de toutes les mutuelles d'Europe au 19ème siècle en pleine industrialisation, avec des ouvriers et autres travailleurs désireux de prendre leur sécurité sociale en charge, en dehors de toute ingérence extérieure. Elle n'a pas été créée par une puissance publique. Et une des grandes différences avec la MUGEF-CI est là. La mutuelle générale des fonctionnaires et agents de l'État (MGFAE) a été créée par décret en 1973 par la volonté du président Houphouët-Boigny et a ensuite été « offerte » aux fonctionnaires en 1989. La MGFAE a ensuite été transformée par les fonctionnaires, avec la bénédiction de l'État de Côte d'Ivoire, en organisation de droit privé sur la base de la loi coloniale d'avril 1898 relative aux sociétés de secours mutuels avec l'appellation « mutuelle générale des fonctionnaires et agents de l'État de Côte d'Ivoire (MUGEF-CI). Il faut aussi savoir que, contrairement à la mutualité sociale en Europe, la mutualité sociale en Afrique n'est pas l'expression de la volonté des populations. La mutualité sociale a été voulue en Afrique, soit par les pouvoirs publics, soit par les partenaires au développement ou l'employeur, dans le cas des entreprises privées. Évidemment, ce qui a été pensé, conçu et entretenu par vous, n'a pas la même importance que ce qui vous a été offert, conseillé ou même imposé en échange d'aides au développement. La mutualité sociale en Afrique ne peut donc pas être la sœur jumelle de la mutualité en Europe. Est-il besoin de rappeler que pendant de nombreuses années, la mutuelle générale des fonctionnaires et agents de l'État a été une direction centrale au ministère de la fonction publique ? Ceci explique sans doute que des dirigeants de cette mutuelle ont eu des réflexes de bureaucrate et se sont toujours considérés comme de hauts fonctionnaires, détenant l'essentiel des pouvoirs de décision, sacrifiant ainsi la gouvernance démocratique, principe cardinal des entreprises de l'économie sociale et solidaire. Certains anciens dirigeants de la MUGEF-CI ont construit leurs carrières ou leur réussite sociale et matérielle en se servant de la mutuelle, tournant le dos à cet autre principe de l'économie sociale qu'est la gestion désintéressée et tournée vers l'intérêt de la collectivité. De nombreux fonctionnaires ont longtemps utilisé ou le font encore, les fameux bons de la MUGEF-CI pour acheter des médicaments à moindres frais pour des proches non-bénéficiaires. La MUGEF-CI était confondue au service public. Elle l'est encore. Certains fonctionnaires ou agents de l'État n'ont aucune conscience de la double qualité qui fait d'eux, à la fois les propriétaires et clients de la mutuelle. Ils n'en ont pas encore aujourd'hui. Or dans toutes les entreprises de l'économie sociale, la double qualité incite le sociétaire ou l'adhérent à protéger « son bien ». Cependant, les adhérents de la MUGEF-CI ne sont pas à blâmer. Ce sont plutôt les dirigeants successifs de la mutuelle qui ont failli à leurs obligations en ne les formant pas. La MUGEF-CI devra donc cesser de vouloir faire comme la MGEN. Du moins, si elle veut faire comme la MGEN, elle devra commencer par la formation de tous ses salariés, ses dirigeants et adhérents sur les principes et vertus de l'économie sociale. Elle ne devra pas omettre, et cela est d'une importance capitale, d'améliorer ses services de base afin que des fonctionnaires et agents de l'État ne soient plus amenés à superposer les assurances en souscrivant des contrats dans le privé lucratif.

Toutefois, les inquiétudes et critiques des dirigeants de la MUGEF-CI peuvent se justifier globalement par les failles du système de couverture maladie universelle (CMU) en préparation. Cela doit être avoué : ce système inquiète et inspire la prudence. La faiblesse de son financement ne permet pas un panier de soins de qualité. Face aux hésitations des responsables techniques du projet, aux volte-face de dernière minute et aux reports sans justification des phases essentielles de la mise en œuvre de la CMU, les dirigeants de la MUGEF-CI ne manquent pas d'arguments pour convaincre les adhérents et les syndicats que la CMU est un saut dans l'inconnu, et surtout une régression sociale. Le directeur général TOURÉ lanciné l'écrit plus explicitement : « Les prestations du régime de base de la CMU sont basiques en ce sens qu'elles couvrent par exemple qu'une infime partie des 2700 médicaments pris en charge par la liste positive des médicaments remboursés par la MUGEF-CI dans le cadre de son régime de base maladie ». En clair, selon le DG, le régime de base de la MUGEF-CI est plus social, plus protecteur que celui de la CMU. À cela s'ajoute le caractère inéquitable de la contribution CMU qui prévoit une cotisation unique de 1000 FCFA (1,52€) par mois et par assuré de plus de 5 ans, pénalisant les petits revenus, là où la MUGEF-CI impose une contribution proportionnelle au revenu. Plus loin, M. TOURÉ Lanciné enfonce le clou : « l'accès aux prestations du panier de soins de la CMU est assorti d'une contrainte à savoir le respect de la pyramide sanitaire qui pourrait bousculer les habitudes des populations couvertes par la MUGEF-CI et susciter des mécontentements de leur part ». À la guerre comme à la guerre, pourrait-on penser. Tout est permis et imaginé pour convaincre les fonctionnaires et agents de l'État de la « nocivité » de la CMU. Le directeur général de la MUGEF-CI remet même en cause une des dispositions efficaces en matière de maîtrise des dépenses de santé, à savoir le respect de la pyramide sanitaire. Cette disposition qui veut qu'un assuré malade s'adresse d'abord à son médecin ou infirmier traitant au premier niveau de la pyramide sanitaire, et ce dernier l'orientera, si son état de santé l'exige, vers le deuxième niveau dans un hôpital général, un spécialiste ou le troisième niveau dans un centre hospitalier ou hôpital spécialisé. Le but est ici de faire des économies dans le cadre d'une maîtrise médicalisée des dépenses de santé. C'est le cas de le dire, si la MUGEF-CI dont de nombreux adhérents se plaignent au point de souscrire des couvertures santé dans le privé lucratif ou autres mutuelles sociales professionnelles de la fonction publique se targue ainsi de son utilité sociale face à la CMU, c'est que ce projet souffre, à n'en point douter, de nombreuses insuffisances techniques dans sa formulation et d'une suspicion d'inutilité sociale.

Il faut néanmoins rester lucide pour comprendre que les responsables de la MUGEF-CI sont dans un combat d'intérêt avec pour objectif le contrôle de la gestion de la manne financière que représentent les cotisations des fonctionnaires et agents de l'État, même s'il est vrai que ce combat les amène à toucher du doigt certaines insuffisances du projet. Les enjeux auxquels la CNAM doit faire face sont ailleurs et ne sont probablement pas liés à la gestion d'une quelconque manne financière. Il s'agit pour la CNAM, en effet, de doter la CMU d'un financement solide, d'une gestion saine et rigoureuse du risque maladie et d'une politique ambitieuse de maîtrise des dépenses, car la Côte d'Ivoire est dans l'obligation de concevoir un système tenant compte de sa capacité de financement. Un système certes protecteur, mais qui responsabilise les assurés, garantissant sa pérennité.

DEUXIÈME PARTIE

REMÈDE

CHAPITRE 3

LE FORFAIT SANITAIRE UNIQUE
MODE D'EMPLOI

Dans tous les pays disposant d'un système de santé performant, les dépenses de santé sont très élevées par rapport au produit intérieur brut (PIB). Plusieurs raisons peuvent expliquer cette situation : la première et la plus évidente des raisons est que la population croît. Mécaniquement, plus le nombre de consommateurs de soins augmente, plus les dépenses augmentent. À cela, il faut ajouter les progrès techniques et technologiques qui favorisent la mise sur le marché de médicaments et techniques médicales de plus en plus efficaces et demandés par une population de plus en plus soucieuse de sa santé. Ces médicaments et techniques médicales ont un coût très élevé que les ménages et la collectivité supportent. Dans les pays développés, la hausse des dépenses est aussi liée au vieillissement de la population et l'existence de systèmes sociaux de santé (OCDE panorama santé 2015). Une importante partie du coût des soins dans un tel contexte étant prise en charge par un tiers (assureur social), l'accès des populations aux soins de santé est sans véritable frein financier, induisant du coup la surconsommation, justifiée ou non. L'institution d'une assurance-maladie sociale en Côte d'Ivoire induira donc indiscutablement une hausse des dépenses de santé. D'où la nécessité impérieuse de prendre des mesures d'encadrement des soins pour limiter cette hausse inéluctable des dépenses.

Aussi, il ne faut pas perdre de vue qu'en Côte d'Ivoire, les 12 déterminants de la santé, composés entre autres, du niveau d'éducation, du revenu ou encore de l'hygiène de vie, ne sont pas véritablement pris en compte, aussi bien par les populations que par les autorités. Par exemple, 46 % des Ivoiriens vivent, officiellement, sous le seuil de pauvreté (institut national de la statistique, 2015) et l'économie ivoirienne, très faible et mal structurée ne crée pas d'emplois formels. La pauvreté, au moment où l'assurance-maladie se met en place, connaît donc des proportions inquiétantes. À ces difficultés se greffent les conditions d'hygiène scandaleuses dans lesquelles vit une grande partie de la population, favorisant de nombreuses infections.

Au plan strictement sanitaire, l'offre publique de soins, nettement en dessous des normes internationales en termes de qualité et de quantité, ne peut pas, à elle seule, satisfaire sans risque de rupture, une demande en soins de santé qui montera en puissance avec l'assurance-maladie sociale.

Enfin, en Côte d'Ivoire, les populations sont désormais sceptiques, méfiantes à l'évocation de toute politique publique mobilisant un financement populaire, tant elles ont été témoins de flagrantes gabegies dans la gestion des projets publics. Elles ont aussi été habituées à l'inefficacité des politiques publiques du fait d'une gestion approximative, souvent clanique. De fait, l'assurance-maladie doit être mise en œuvre en Côte d'Ivoire alors que les populations ne croient plus en rien. Les Ivoiriens ne croient plus aux initiatives publiques, même si elles ont pour but d'améliorer leurs conditions de vie.

En conséquence, la Côte d'Ivoire devra instaurer un financement socialisé de la santé qui intègre cet environnement a priori hostile dans le processus de mise en œuvre. Elle devra le faire en faisant preuve d'imagination, de créativité et de pédagogie, car tous les systèmes classiques de financement socialisé de la santé ont atteint leurs limites : le système bismarckien classique est caractérisé aujourd'hui par des déficits financiers importants partout où il a été mis en œuvre. Le système beveridgien, financé exclusivement par l'impôt est réputé pour son inefficacité en matière de prise en charge des patients. La mutualité sociale de santé avec l'option de l'adhésion volontaire a déçu tous les espoirs quand le système libéral a prouvé son inefficacité en matière d'accès aux soins, même dans un pays libéral comme les États-Unis d'Amérique. Très clairement, le système que devra concevoir la Côte d'Ivoire a l'obligation de s'approprier toutes les idées innovantes pour plus d'efficacité. Enfin, les autorités ivoiriennes ont l'obligation de ramener la confiance en donnant de vrais gages en matière de bonne gouvernance.

Le système du forfait sanitaire unique a été conçu pour la Côte d'Ivoire en tenant compte des nouvelles contraintes en matière de financement de la santé dans le monde, en Afrique, et plus spécifiquement en Côte d'Ivoire. Il représente un formidable compromis entre le socialisme et le libéralisme ou entre le « tout gratuit » et le « tout payant ». Il réconcilie les partisans du rationnement rigoureux des soins et les partisans d'une politique généreuse et protectrice de santé. Enfin, le forfait sanitaire unique permettra à tous ceux qui vivent sur le territoire ivoirien de bénéficier d'un accès équitable aux soins de santé avec des choix techniques garantissant sa pérennité.

Il est très important de préciser que toutes les données chiffrées qui seront fournies dans la présentation du forfait sanitaire unique le seront à titre indicatif. Le ticket modérateur, le montant de la cotisation, le niveau de la taxe santé, l'estimation du forfait santé, etc ne seront définitivement connus et validés qu'après des études techniques, économiques et actuarielles.

Sources d'inspiration

- **Systèmes de santé de référence**

Le système français d'assurance-maladie : le système de santé français a une vocation universelle depuis l'adoption en 1999 de la CMU complémentaire et de la CMU de base, puis de l'aide médicale d'État (AME) en 2000. Il est certainement l'un des plus efficaces au monde en matière d'accessibilité financière aux soins de santé. L'assurance-maladie en France finance près de 75 % des dépenses totales de santé. Les dépenses liées à la maternité, aux maladies chroniques et coûteuses ou aux accidents de travail sont intégralement remboursées. Le tiers payant généralisé permet au patient de ne supporter que le ticket modérateur (organisation et système de santé en France, 2010). Cette disposition protectrice et généreuse du système a un coût qui creuse le déficit de la sécurité sociale. L'organisation du système français qui a un financement socialisé est basée sur une pluralité d'offres de soins, permettant aux assurés sociaux de disposer d'une vraie liberté de choix. Le service public y côtoie le privé lucratif et le privé non-lucratif. Le financement est aussi mutualisé. Il y a d'un côté les cotisations sociales assises sur les salaires, de l'autre un impôt (Contribution sociale généralisée, CSG) prélevé sur tous les revenus et des taxes diverses. Le système français, à la base d'inspiration bismarckienne, se rapproche ainsi du point de vue du financement et de l'accès pour tous aux soins, du système « beveridgien ». Avec un financement ainsi diversifié (cotisations et impôt), le système français aurait pu être excédentaire si les dépenses de santé étaient maîtrisées.

Le système chinois d'assurance-maladie : une réforme économique dans les années 1980 a permis l'instauration d'une assurance-maladie de base dans le secteur formel de l'économie chinoise. Cette assurance-maladie a favorisé la solidarité collective et la responsabilité individuelle. La solidarité collective est caractérisée par le fonds social et la responsabilité individuelle par le compte individuel. Le fonds social et le compte individuel qui financent le régime d'assurance-maladie de base sont alimentés par une cotisation de 2 % du salaire du salarié et par 6 % de contribution patronale. Ces fonds collectés sont repartis à hauteur de 30 % pour le compte individuel et 70 % pour le fonds social. Le compte individuel est utilisé par l'assuré pour tous les frais médicaux courants. Lorsque le plafond de ce compte est atteint, les dépenses au-delà sont à la charge de l'assuré. Ce système fait de la responsabilisation de l'assuré un enjeu essentiel dans la politique du financement de la santé.

Le système suisse d'assurance-maladie (LAMAL) : le système suisse est composé d'une centaine de caisses officiellement à but non-lucratif. Chaque Suisse ou résident a l'obligation de s'affilier à une des caisses. Il est coûteux et les Suisses s'en plaignent. Paradoxalement, ils refusent un autre modèle quand ils sont interrogés par voie référendaire. En 2007 et 2014, les Suisses ont refusé par référendum, respectivement à 71 % et 62 %, l'institution d'un système public et unique d'assurance-maladie. En fait, les Suisses préfèrent leur système qui leur garantit un accès correct aux soins de santé sans être déficitaire. L'État fédéral conçoit le panier de soins, plafonne les franchises, aide les plus démunis et régule le système en veillant qu'aucune caisse ne pratique la « sélection des risques ». L'assuré paye une **police d'assurance** mensuelle à sa caisse en fonction de sa **franchise annuelle** dont la fourchette est établie par l'État (plus le montant de la franchise est élevé, moins la police d'assurance l'est). Il paye une **quote-part** annuelle de 10 % sur ses dépenses de santé au-delà de la franchise. Le choix de la franchise annuelle en dessous de laquelle l'assuré supporte l'intégralité de ses dépenses de santé, la police d'assurance et la quote-part, ont davantage responsabilisé les Suisses dans leurs parcours de soins et les ont amenés à considérer la santé comme une des priorités des dépenses du ménage. En fait, le système suisse fait coexister la responsabilité individuelle et la responsabilité collective ou érige la santé en bien à la fois public et privé, comme le système chinois.

Le système allemand après la réforme de 2003 : l'Allemagne est le pays où est né le système bismarckien, cette assurance-maladie professionnelle qui a conquis la majorité des pays d'Europe. Déficitaire pendant de nombreuses années, comme dans tous les pays où le système « bismarckien » est institué, le système allemand est aujourd'hui excédentaire après de multiples et douloureuses réformes. Longtemps, les réformes ont porté sur les aspects macroéconomiques, notamment la maîtrise budgétaire des dépenses de santé et l'augmentation des recettes avec un financement additionnel par les taxes. La réforme de 2003, elle, a porté sur les aspects microéconomiques en responsabilisant davantage l'assuré social et en mettant en concurrence les 300 caisses du système. Sur la responsabilisation de l'assuré, des mesures de déremboursement de certains médicaments ont été prises, une politique de « petits risques-gros risques » est instituée avec, pour la prise en charge des médicaments, un ticket modérateur de 10 % dont un minimum à charge pour les assurés de 5 euros et un maximum de 10 euros. Au titre des consultations, un ticket modérateur unique et fixe de 10 euros par trimestre a été institué et supprimé quelques années après, les comptes étant passés excédentaires. Enfin, la prescription des médicaments génériques est rendue obligatoire, renforçant la disposition de 2001 introduisant un droit de substitution pour les pharmaciens qui sont autorisés à vendre un médicament moins cher de la même classe thérapeutique.

L'Allemagne s'est aussi distinguée par la capacité de la classe politique à s'entendre pour mener des réformes quand l'intérêt de la nation l'exige. En effet, en 1992, le gouvernement CDU d'Helmut Kohl ayant fait des réformes sociales avec le soutien du SPD alors dans l'opposition, c'est tout naturellement que ce parti, arrivé au pouvoir a demandé et obtenu le soutien de la CDU en 2003 pour faire les réformes structurelles de l'assurance-maladie. Le consensus érigé en règle de gouvernance sur les questions d'intérêt national devrait inspirer la Côte d'Ivoire.

Le système de santé anglais : inspiré d'un rapport de l'économiste William Beveridge pour le compte du gouvernement en 1942, le système anglais a été véritablement mis en œuvre en 1948. Il est différent du système bismarckien du fait de son financement fondé à 80 % sur l'impôt direct et du critère de résidence pour bénéficier des prestations. Il faut rappeler que le système bismarckien est financé essentiellement par les cotisations sociales (salariés et employeurs) et a pour critère le contrat de travail. L'**Universalité** de la protection sociale, l'**Uniformité** des prestations, et l'**Unité** de gestion étatique sont les « **trois U** » qui le caractérisent, avec l'État dans le rôle de producteur et d'acheteur de soins de santé. Très critiqué en raison de sa faiblesse dans la prise en charge des malades, le National Health Service (NHS) a connu des réformes importantes depuis 1990 qui ont contribué par exemple à réduire les longues listes d'attente qui se constituaient dans les hôpitaux pour consulter un spécialiste. La mise en concurrence des hôpitaux publics a aussi favorisé l'amélioration de l'offre de soins. De fait, avant 1990, la gestion des hôpitaux publics anglais était exactement comme celle actuelle des hôpitaux publics ivoiriens : dotation d'enveloppes budgétaires aux structures hospitalières et absence de mesures incitatives à la performance. Après 1990, les hôpitaux anglais se sont vu attribuer un statut d'indépendant avec l'acquisition d'une personnalité juridique. Ce statut leur permet de réinvestir leurs éventuels bénéfices, de faire des réserves de capitaux, de distribuer des primes à la performance au personnel de santé ou de négocier des conditions d'emploi (rapport IGAS, France, 2002). Le forfait sanitaire unique s'inspire de ces réformes pour l'amélioration de l'offre globale de soins en Côte d'Ivoire et surtout du caractère véritablement universel de ce système.

Le système ghanéen d'assurance-maladie : le système national d'assurance-maladie (NHIS) au Ghana qui existe effectivement depuis 2004 est certainement une révolution dans les politiques de financement de la santé en Afrique du fait de l'engagement politique fort des autorités gouvernementales, de son financement diversifié et de sa politique de maillage du territoire. Le système national d'assurance-maladie est le prototype de l'innovation sociale par le biais de l'économie plurielle au service de la santé. Ce système fait cohabiter harmonieusement l'économie d'État, l'économie sociale et l'économie de marché. Concrètement, la loi créant le NHIS prévoit trois grands types d'assurance-maladie dans le système national : l'assurance-maladie publique, la mutualité sociale de santé (privé non-lucratif) et l'assurance-maladie privée lucrative. L'adhésion au système national d'assurance-maladie est obligatoire et renouvelable chaque année. Quant au financement, il est assis sur les cotisations forfaitaires et sur le fonds national de santé alimenté par la taxe sur la valeur ajoutée (TVA).

Le bouclier sanitaire de Martin HIRSCH et la couverture santé solidaire de l'institut Montaigne : ces deux systèmes sont identiques dans leurs fondements. Ils ont été proposés par M. Martin HIRSH (bouclier sanitaire) et Claude LEPEN de l'institut Montaigne (couverture santé solidaire) pour réformer le système français en déficit chronique. Ils se caractérisent par le plafonnement des prestations et proposent que les aides aux soins tiennent compte du revenu fiscal de référence de l'assuré.

Tous ces systèmes de santé de référence ont en commun la volonté de permettre à tous d'accéder avec équité aux soins de santé et celle de pérenniser cet accès aux soins en pérennisant la politique de financement de la santé. Cela passe par un choix rigoureux du modèle, un financement diversifié et solide, une gestion saine avec des outils modernes, la maîtrise médicalisée et budgétaire des dépenses par l'encadrement des soins et surtout la responsabilisation de l'assuré. Cette responsabilisation doit définir clairement la santé comme un bien public dont le financement revient d'abord à la solidarité nationale, mais aussi comme un bien privé qui nécessite que chacun s'investisse financièrement.

Le succès des forfaits de la téléphonie mobile et internet : ce succès a été une source d'inspiration intéressante dans le processus de conception du forfait sanitaire unique. Cette remarquable adaptation des produits téléphoniques et internet à l'environnement économique des populations a sans doute révolutionné la communication partout dans le monde (étude de l'association française des opérateurs mobiles, AFOM, 2007). En général, le but du forfait est de permettre au client de disposer d'un accès de base aux services téléphoniques et/ou internet contre le paiement d'un tarif forfaitaire. Consommer au-delà du forfait ou en dehors des dispositions contractuelles expose le client à une facturation selon la tarification du fournisseur. Le forfait téléphonique dit « bloqué » ne donne, quant à lui, aucune possibilité de dépassement. C'est un forfait conçu pour les clients qui désirent maîtriser leur budget, n'ayant pas la possibilité de faire du « hors-forfait ». Un forfait téléphonique bloqué permet l'accès aux services téléphoniques de base puisque le titulaire du forfait reste joignable même si son forfait est épuisé.

Une des caractéristiques du forfait téléphonique ou internet est le prépaiement, car le client paye avant de consommer. La crainte de se retrouver sans forfait avant le délai contractuel (un mois en général) dans le cas d'un forfait bloqué, ou avoir à payer une facture de « dépassement » ou de « hors forfait », dans le cas d'un forfait ouvert, contraint le titulaire du forfait à la responsabilisation dans sa consommation.

Aujourd'hui, même les forfaits téléphoniques ou internet dits « illimités » sont plafonnés à un nombre heures de connexion. De ce qui précède, l'on peut conclure que le forfait, qu'il soit téléphonique, internet ou encore santé a deux objectifs essentiels : l'accès de base aux services et la maîtrise de son budget par une consommation responsable.

Tout comme le forfait téléphonique ou internet qui est conçu pour s'adapter à la situation économique de l'usager, le forfait sanitaire unique tient compte de la structure de l'économie ivoirienne, de la faiblesse de cette économie et de la situation de pauvreté des 46 % des Ivoiriens.

Au regard de son mécanisme, l'assurance-maladie est un système de prépaiement des soins. Le forfait sanitaire unique est une formule de prépaiement qui permettra à la couverture maladie universelle ou tout dispositif de financement de la santé de permettre l'accès des populations aux soins et de maîtriser la hausse des dépenses de santé. Bien évidemment, le besoin de se soigner en cas de maladie n'est pas comparable à celui de communiquer par téléphone ou internet. Ce qu'il est primordial de comprendre à travers cette comparaison est la nécessité, face aux contraintes économiques en Côte d'Ivoire et les risques de déficits importants d'un système de santé sans rationnement, sans encadrement strict et sans plafonnement des soins, de concevoir une formule d'assurance-maladie sociale qui mette l'accent, à la fois sur l'accès des populations aux soins de santé et l'obligation de pérennité du système. Il est vrai, la demande de soins est grande en Côte d'Ivoire. Mais à quoi servirait un système de santé très généreux, appelé à disparaître quelques années après sa mise en œuvre, du fait d'un déficit abyssal ?

Le forfait sanitaire unique est cette formule d'assurance-maladie qui permettra de relever les défis de l'accès aux soins de base en Côte d'Ivoire et de garantir la pérennité de l'assurance-maladie.

Les principaux objectifs du forfait sanitaire unique

Tout mécanisme d'assurance-maladie sociale devrait avoir trois objectifs majeurs :

- **Permettre l'accès équitable pour tous aux soins de santé**
- **Pérenniser l'assurance-maladie**
- **Pérenniser l'accès aux soins**

Le forfait sanitaire unique a pour ambition d'atteindre ces trois objectifs. Ses dispositions techniques innovantes permettront de :

- ✓ **Supprimer tout obstacle financier et géographique à l'accès aux soins primaires** : en Côte d'Ivoire, le coût élevé des soins et la pauvreté constituent des freins réels à l'accès des populations aux soins de santé. En situation de maladie, ils sont nombreux, les Ivoiriens qui doivent choisir entre s'acheter à manger ou se faire soigner dans un centre de santé. Généralement, ils préfèrent s'acheter à manger et recourir à la médecine traditionnelle ou à l'automédication. Aussi, l'offre globale de soins sur toute l'étendue du territoire, notamment en zones rurales reste une préoccupation.

Des villages et villes ne disposent pas encore de centres de santé de premier niveau en nombre suffisant et équipés en plateau technique de base. Avec le droit universel garanti (DUG) et les maisons de santé (MS), les populations pourront disposer de centres de santé équipés et un accès gratuit aux soins primaires.

- ✓ **Permettre la prévention contre les maladies graves par la prise en charge rapide et efficace des soins primaires.**
- ✓ **Garantir l'égalité dans l'accès aux soins primaires.**
- ✓ **Renforcer la prévention de toute maladie grave par un bilan de santé.**
- ✓ **Favoriser la solidarité nationale par un financement équitable.**
- ✓ **Maîtriser les dépenses par l'encadrement des soins, le plafonnement des remboursements et la démarche qualité.**

Les instruments du forfait sanitaire unique

La carte à puce : le système du forfait sanitaire unique se veut moderne. La carte d'assuré social sera une carte à puce qui servira au paiement des soins et à la traçabilité du parcours de soins. Cette carte sera gratuite. Cette gratuité permettra une adhésion rapide et massive de la population. L'ouverture des droits se fera par le paiement d'une cotisation forfaitaire. Après le délai légal pour l'ouverture des droits, il y aura toujours la possibilité de charger sa carte d'assuré même à l'occasion d'une maladie, mais à certaines conditions :

paiement d'une majoration pour l'année en cours, acquittement de la cotisation pour l'année à venir.

Le terminal de paiement électronique (**TPE**) **:** la carte à puce de l'assuré sera, à chaque visite chez le professionnel de santé, introduite dans un TPE doté d'un logiciel santé pour le paiement de la prestation. Il existe des TPE autonomes ou intégrés conçus pour le secteur de la santé. Ils peuvent fonctionner avec ou sans matériel informatique, branchés à une prise téléphonique et une prise secteur.

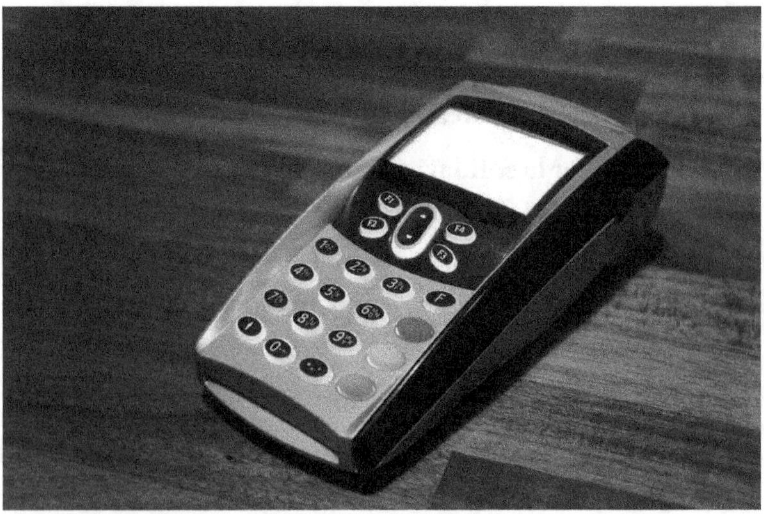

Photo TPE

Le droit universel garanti (DUG) : ce droit garantit l'accès universel aux soins primaires. Il est estimé en somme d'argent. Il sera obligatoirement égal ou supérieur au coût du traitement du paludisme, première cause de consultation en Côte d'Ivoire. Le montant du DUG doit être diviseur du forfait santé. Le DUG donne droit aux médicaments et examens médicaux prescrits par le professionnel de santé dans la limite de son montant.

Le forfait santé unique : après le paiement de la cotisation annuelle, la carte de l'assuré sera créditée d'un forfait santé. Ce forfait sera unique pour tous les assurés et sera une dotation en somme d'argent. Cette dotation est annuelle et se renouvelle chaque année par le paiement de la cotisation. L'assuré social bénéficiera de toutes les dispositions sociales prévues par le système. En cas d'épuisement du forfait, l'assuré supporte l'intégralité de ses dépenses de santé pour le reste de l'année. La responsabilisation de l'assuré prend ici tout son sens. Le montant du forfait santé unique doit être divisible par celui du droit universel garanti (DUG) et tiendra compte de divers indicateurs de santé.

Le ticket modérateur : ce ticket est le reste à charge de l'assuré social. Il est fixé par les responsables de l'assurance-maladie et peut varier d'une année à une autre.

Le système de tiers payant : le système de tiers payant évite à l'assuré de payer l'intégralité du coût des soins ou des médicaments. Il payera juste le ticket modérateur et l'assurance-maladie payera directement la différence au professionnel de santé.

Les ayants-droit : Après le paiement de la cotisation, le système permettra aux ayants-droit (critères à déterminer) de l'assuré principal de bénéficier de la prise en charge.

La convention avec les professionnels de santé : cette convention est l'accord conclu entre l'assurance-maladie et la représentation des professionnels de santé qui fixe les tarifs des prestations et les conditions de remboursement.

La feuille de soins : la feuille de soins est le document sur lequel le professionnel de santé indique les soins (prescriptions) en vue du remboursement par l'assurance-maladie. Un exemplaire de la feuille de soins est remis à l'assuré pour honorer son ordonnance. Une version électronique, si le professionnel de santé dispose d'une connexion internet, peut être envoyée sur le serveur de l'assurance-maladie pour la dématérialisation de la demande de remboursement.

Le protocole de soins : le protocole de soins est le descriptif des techniques à appliquer et/ou des consignes à observer dans certaines situations de soins ou pour l'administration d'un soin. C'est un guide d'application des procédures de soins qui servira de référence. Il évitera entre autres, la demande induite et l'aléa moral.

La rallonge en cas d'hospitalisation : le dispositif de la rallonge permet à l'assuré social de payer ses soins jusqu'à épuisement de son forfait, s'il le souhaite.

Le paiement à l'acte : le mode de rémunération des professionnels de santé est le paiement à l'acte. Le forfait sanitaire unique comporte des dispositions techniques qui empêchent la demande induite. Il faut rappeler que dans un système de paiement à l'acte, certains professionnels de santé véreux induisent des consommations de soins sans grande nécessité, le but étant de s'enrichir aux dépens de l'assurance-maladie.

Le bonus : l'assuré qui n'épuise pas son forfait n'a pas la possibilité de l'utiliser pour des soins l'année suivante en raison de la logique de solidarité nationale : les riches, par leur grande contribution permettent aux moins nantis, bien que contribuant modestement, de bénéficier des soins de qualité, quand les assurés bien portants permettent aux assurés malades de se soigner. Le crédit non utilisé sur l'année est transformé en bonus crédité sur le compte personnel de l'assuré. Cette disposition se fera sur la base de critères objectifs et stricts. Selon l'importance du bonus, les assurés bénéficieront de droit d'une prise en charge totale ou partielle de certains soins coûteux ou de bilans de santé. Le système de bonus a pour objectif d'inciter les assurés à une consommation responsable des soins.

Les soins spéciaux : tous les assurés sociaux atteints des affections chroniques ou de longue durée et/ou coûteuses seront pris en charge dans le cadre de cette disposition des « soins spéciaux ».

Le financement du forfait sanitaire unique

Le financement du forfait sanitaire unique se veut solide, sûr et diversifié, faisant de l'équité, de la responsabilité individuelle et collective des valeurs essentielles.

Ainsi, le forfait sanitaire unique sera financé par :

- La cotisation forfaitaire ou proportionnelle au revenu. Cette cotisation qui sera modique ouvrira les droits aux prestations santé.
- La taxe santé sur des produits jugés nocifs pour la santé (alcool, tabac), certains produits importés sauf les produits de première nécessité et inflationnistes, les

transferts d'argent, les communications téléphoniques GSM, etc.

- La contribution publique pour la prise en charge des indigents.

Au Gabon, l'assurance-maladie obligatoire est financée, en plus des cotisations des travailleurs, par une taxe de 10 % sur le chiffre d'affaires des opérateurs de la téléphonie mobile pour la prise en charge des « Gabonais économiquement faibles ». La Côte d'Ivoire, pays plus peuplé que le Gabon, ayant une consommation en produits téléphoniques et internet plus forte ne peut se passer d'une telle ressource financière. Selon l'autorité de régulation des télécommunications en Côte d'Ivoire, les opérateurs téléphoniques GSM (ORANGE, MTN, MOOV, COMIUM, GREEN), rien qu'au premier trimestre 2015, ont réalisé les chiffres d'affaires suivants :

- Orange : 99 466 179 000 FCFA (151 856 762 €)
- MTN : 73 286 976 000 FCFA (111 888 513 €)
- MOOV : 25 932 500 000 FCFA (39 591 603 €)
- COMIUM : 6 092 312 000 FCFA (9 301 239 €)
- GREEN : 3 407 396 000 FCFA (5 202 131 €)

Au premier trimestre 2015, sur la base d'une taxe de 10 % comme au Gabon, ce sont autour de 20 milliards de FCFA (30 534 351 €) qui enrichiraient les caisses de l'assurance-maladie. Il est à préciser que ces chiffres ne sont qu'une photographie de ce que pourrait être l'apport d'une taxe santé dans le financement de l'assurance-maladie.

La taxe sur le tabac et l'alcool constituera sans doute une autre ressource financière importante pour l'assurance-maladie. Selon l'OMS, une augmentation de 50 % des taxes indirectes sur le tabac générerait 1,42 milliard de dollar de fonds supplémentaires dans vingt-deux pays à revenus faibles. Aussi, augmenter les taxes sur l'alcool jusqu'à 40 % du prix du détail dans douze pays à revenus faibles pourrait réduire le niveau de consommation de 10 % et augmenter les recettes de 38 % des dépenses de santé (rapport OMS 2010). La taxe sur une large partie de la consommation va en définitive permettre aux autorités de faire contribuer tous les revenus, qu'ils soient connus ou dissimulés, réguliers ou irréguliers.

La Côte d'Ivoire est certainement l'un des pays de l'Afrique de l'ouest où la consommation des ménages est importante, tirant l'économie vers le haut. Certes, il y a dans ce pays près de la moitié de la population qui vit sous le seuil de pauvreté, mais il y a aussi une classe moyenne et aisée dont la consommation est forte. Une taxe indolore sur certains produits de consommation prisés par ces deux classes aura pour effet, avec les cotisations sociales, de donner un véritable sens à la solidarité nationale et financer la santé des Ivoiriens. De façon générale, les habitudes de consommation devront être réorientées nécessairement vers l'utile, car de nombreux Ivoiriens dépensent encore énormément dans des loisirs et autres produits de luxe non prioritaires, sacrifiant la santé sans laquelle aucun projet, même à court terme n'est possible.

Le financement de l'assurance-maladie sera divisé en trois parties essentielles, sans omettre bien sûr les autres sources de financement que sont les dons et legs : les cotisations sociales directes, la taxe santé et la contribution publique. La contribution de la population, elle, sera divisée en deux parties que sont les cotisations sociales directes ouvrant les droits aux prestations et la contribution indirecte par la taxe santé. L'assurance-maladie étant obligatoire, les cotisations le seront.

Incontestablement, alors que le recouvrement des cotisations dans le secteur formel sera facilité par les prélèvements obligatoires sur les salaires des travailleurs, le recouvrement des cotisations dans le secteur informel et les professions indépendantes sera, lui, problématique. Il est important de préciser que l'atteinte de l'objectif de la couverture santé pour l'ensemble de la population se fera progressivement. Dans une première phase, il s'agira de distribuer gratuitement les cartes d'assurés à l'ensemble de la population. D'une part, la promotion de la santé et de l'assurance-maladie, la pédagogie, et de l'autre, des mesures coercitives faisant de la carte d'assurance-maladie, sur laquelle est inscrit le numéro unique de sécurité sociale, un document officiel exigé pour toutes les démarches administratives et certaines opérations commerciales, seront des dispositifs essentiels qui amèneront les populations à se faire enrôler. Dans une seconde phase, la communication sera encore une arme essentielle. Il s'agira d'expliquer à la population, surtout les acteurs économiques de l'informel et les indépendants, que celui qui ne s'acquittera pas de la deuxième partie de sa contribution à l'assurance-maladie, à savoir la cotisation directe lui ouvrant les droits aux prestations, sera perdant, puisqu'il contribue déjà au financement du système par le biais de sa consommation (taxe santé). Cet argument est efficace puisqu'il permet au Ghana d'atteindre un taux de couverture avoisinant 50 % de la population. Aussi, la disposition, sous certaines conditions, qui permet à tout assuré disposant déjà d'une carte d'assurance-maladie d'ouvrir ses droits par le paiement de sa cotisation en dehors du délai légal, même à l'occasion d'une maladie, favorisera l'adhésion progressive d'une frange importante de la population.

STRUCTURE DU FINANCEMENT DE L'ASSURANCE MALADIE

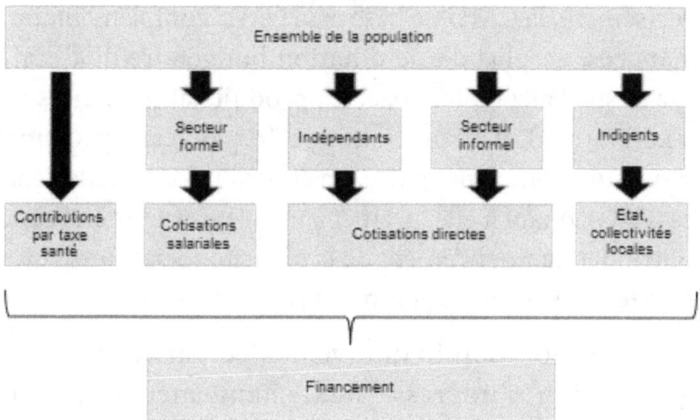

L'APPORT DES FINANCEMENTS INNOVANTS

L'assurance-maladie, selon la logique bismarckienne a toujours été financée avec les cotisations sociales. Cela était justifié et soutenable tant que la logique assurantielle prévalait. La conception selon laquelle, ne bénéficient des prestations que ceux qui cotisent directement par le biais de leur travail a laissé sur le côté une frange importante de la population composée de personnes sans-emplois. C'est d'ailleurs ce qui justifie en Europe le virage universel de l'assurance-maladie. Il fallait permettre à tous, y compris les « sans-emplois », de bénéficier de soins de qualité. L'accès aux soins étant devenu universel, le financement classique de l'assurance-maladie se devait d'évoluer vers l'universalité. Ainsi, une TVA sociale a été créée dans de nombreux pays, surtout scandinaves et en Allemagne. En France, en plus du travail, la sécurité sociale est désormais financée par une partie de la consommation et l'ensemble des revenus y compris les revenus financiers. Plus précisément, la CMU de base et la CMU complémentaire sont financées, en plus d'une dotation budgétaire de l'État, par la taxe sur l'alcool, le tabac, les produits alimentaires sucrés (taxe Nutella) et la taxe supportée par les organismes de couverture complémentaire. La contribution sociale généralisée (CSG), quant à elle, permet à tous les revenus en France de contribuer au financement de la sécurité sociale (organisation et système de santé en France, GIPSPSI, 2010).

« La vision dominante véhiculée par les travaux sur l'innovation s'intéresse aux changements apportés à l'organisation du travail ou aux entreprises, aux procédés techniques ou aux produits et services permettant d'améliorer l'efficacité des systèmes productifs et de les rendre plus compétitifs et plus rentables, d'un point de vue économique, grâce à l'utilisation de nouvelles technologies » (l'innovation sociale, Jean-Louis LAVILLE, Juan-Luis KLEIN, édition ÉRÈS, 2014). L'innovation, en général, comme le précise cette définition, est tout ce qui va au-delà de l'habituel, du classique, dans le sens de l'amélioration et de la complémentarité, pour plus de compétitivité, d'efficacité et de rentabilité. L'apport des financements innovants dans les systèmes d'assurance-maladie se justifie ici. Dans un monde globalisé, de plus en plus concurrentiel, les financements innovants dans les systèmes sociaux se justifient aussi pour rendre les entreprises plus compétitives, car il n'est pas à oublier qu'elles contribuent substantiellement au financement de la sécurité sociale. En Allemagne, les contributions des entreprises pour le compte de la sécurité sociale ont été réduites et compensées par une TVA sociale sur des produits de consommation. Cette réforme a eu pour résultat la baisse des charges sociales des entreprises allemandes, la compétitivité de ces entreprises, surtout à l'exportation, et la bonne santé des caisses sociales.

En Afrique, le Ghana et le Gabon se servent de la taxe pour financer l'assurance-maladie. Au Gabon, une taxe sur le chiffre d'affaires des entreprises de téléphonie mobile contribue à financer la santé des Gabonais dits « économiquement faibles » (GEF). Au Ghana, une taxe sur une partie de la consommation renforce les ressources financières du NHIS.

En définitive, les financements innovants dans un contexte d'universalité de l'accès aux soins de santé représentent une opportunité dont la Côte d'Ivoire ne peut se passer. En tout cas, si l'ambition qui est la sienne est de permettre à l'ensemble de la population de bénéficier d'un vrai accès aux soins et de le pérenniser, la couverture maladie universelle devra introduire en bonne place les financements innovants dans son dispositif. Dans un pays où la demande en soins est sans cesse croissante du fait notamment de la non-prise en compte des déterminants de la santé dans les politiques publiques, les dépenses de santé exploseront, surtout dans un contexte de suppression du frein financier à l'accès aux soins. De ce fait, les ressources de l'assurance-maladie devront être renforcées, diversifiées et pérennisées.

Principes généraux

LA PYRAMIDE SANITAIRE

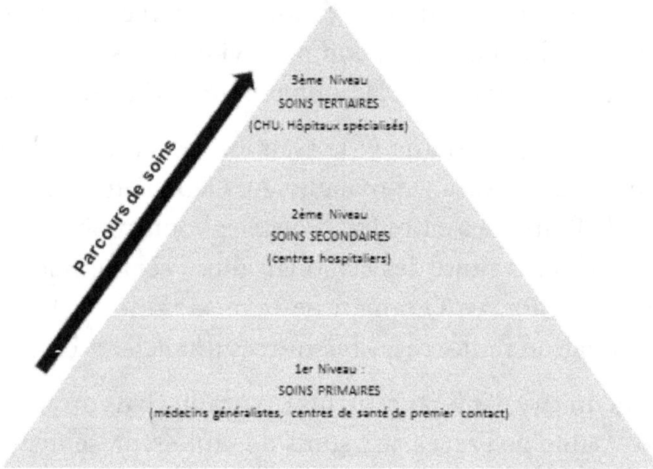

Premier niveau de la pyramide sanitaire (secteur public et privé conventionné)

- **Choix du médecin ou centre de santé** : au moment de la mise en œuvre de l'assurance-maladie, si l'offre de soins est suffisante et de bonne qualité, l'assuré sera appelé à choisir son médecin traitant ou son centre de santé référent. Cette disposition a pour but de mieux encadrer les soins et éviter des consultations multiples chez différents praticiens pour la même pathologie. Elle permettra un meilleur suivi des patients en raison du dossier médical que constituera le praticien référent. Elle est un excellent outil de maîtrise médicalisée des dépenses de santé. Si l'offre de soins disponible est insuffisante, le choix du médecin traitant ou du centre de santé référent ne sera pas obligatoire.

- **Débit de la carte à puce :** à chaque consultation, la carte d'assurance-maladie à puce de l'assuré est débitée. La consultation est ainsi payée.
- **Prise en charge des médicaments ou examens biologiques dans la limite du droit universel garanti.**
- **Au-delà du droit universel garanti, l'assuré social paye un ticket modérateur.**
- **Prise en charge du transport par ambulance en cas d'évacuation sanitaire dans un autre centre de santé.**
- **Prise en charge des soins prénataux et postnataux sans débiter la carte à condition que les droits soient ouverts par le paiement de la cotisation annuelle.**
- **L'assuré social qui se rend dans un centre de santé non-conventionné supporte le dépassement d'honoraire. Les médicaments et examens sont pris en charge dans la limite du DUG.**

Deuxième et troisième niveau de la pyramide sanitaire (secteur public et privé conventionné)

- **La carte de l'assuré est débitée du double du droit universel garanti (DDUG) en cas de consultation chez un spécialiste ou à l'hôpital. Le montant du DDUG est offert pour les médicaments ou examens biologiques. Au-delà du DDUG, l'assuré paye un ticket modérateur de 50 % sur le reste de la facture.**

- **Le double du DUG (DDUG) est déduit de la facture en cas d'hospitalisation. L'assuré paye un ticket modérateur de 50 % sur le reste de la facture.**
- **Si l'assuré ne dispose pas de suffisamment d'argent pour solder sa facture en cas d'hospitalisation, et qu'il dispose encore d'un crédit sur sa carte, s'il le souhaite, celle-ci peut encore être débitée dans le cadre d'une « rallonge », afin de bénéficier du même dispositif.**
- **Pour les soins ambulatoires dans le privé non-conventionné, l'assuré supporte le dépassement (sur la base du tarif public ou conventionné). Il bénéficie du double du DUG (DDUG) pour les médicaments ou examens biologiques.**
- **En cas d'hospitalisation dans le privé non-conventionné, l'assuré bénéficie toujours du DDUG. L'apport de l'assurance-maladie est calculé sur la base des tarifs du public ou du privé conventionné et du ticket modérateur de 50 %. Le dépassement sera supporté par l'assuré social. La « rallonge » y est aussi autorisée.**

Fonctionnement général (soins ambulatoires)

En consultation, la carte de l'assuré est introduite dans un terminal de paiement électronique (TPE). Elle est débitée du montant du droit universel garanti ou du double du droit universel garanti selon le niveau de la pyramide sanitaire. Du TPE sortent deux tickets de caisse identiques sur lesquels figurent des informations (identifiant du professionnel de santé, date, heure, numéro de la carte, etc.). Le professionnel de santé garde un ticket qu'il joindra à la souche de la feuille de soins « papier » pour se faire rembourser par la caisse d'assurance-maladie. Si le professionnel de santé dispose d'une connexion internet, une feuille de soins « électronique » est mise à sa disposition pour dématérialiser sa demande de remboursement, s'il en fait le choix. Il remet ensuite le deuxième ticket à l'assuré qui, avec sa carte d'assuré, l'ordonnance et l'original de la feuille de soins « papier », ira dans une pharmacie pour les médicaments ou un laboratoire d'analyses médicales pour les examens. L'employé de pharmacie ou du laboratoire introduit la carte de l'assuré dans son TPE, consulte l'historique pour vérifier les informations inscrites sur le ticket de caisse (date, heure, identifiant du professionnel de santé, etc.). Si les informations sont concordantes, l'ordonnance sera honorée gratuitement dans la limite du DUG ou DDUG. Au-delà du DUG ou DDUG, l'assuré paye un ticket modérateur de 50 %.

En pharmacie, si tous les médicaments sont servis, le professionnel de santé conserve le ticket de caisse et l'original de la feuille de soins qu'il enverra à l'assurance-maladie pour le remboursement. La demande de remboursement du professionnel de santé peut aussi être faite par voie électronique s'il dispose de la connexion internet et s'il en fait le choix. Si seulement une partie des médicaments est servie, le professionnel de santé conserve des copies du ticket de caisse et de la feuille de soins « papier » non sans avoir indiqué sur l'ordonnance et la feuille de soins, par tout moyen, les noms et prix des médicaments vendus. L'assuré se servira alors des originaux de la feuille de soins et du ticket de caisse pour l'achat des autres médicaments dans une autre pharmacie.

DISPOSITIONS PARTICULIÈRES POUR LES AFFECTIONS CHRONIQUES ET/OU COÛTEUSES

La liste des maladies chroniques et/ou coûteuses sera établie et renouvelée chaque année par les responsables de l'assurance-maladie. Pour l'assuré atteint d'une de ces maladies, une demande de prise en charge sera adressée par son médecin traitant à l'assurance-maladie qui décidera du niveau de subvention en tenant compte des ressources connues de l'assuré, de son compte personnel (bonus) et de la situation financière de l'assurance-maladie. Il faut préciser que l'assuré atteint d'une affection dite chronique et/ou coûteuse bascule automatiquement dans une autre catégorie dite « **SOINS SPÉCIAUX** ». Pour tous ces soins, la carte de l'assuré n'est pas débitée à chaque passage chez un professionnel de santé.

LUTTE CONTRE LA FRAUDE

Malgré les dispositions techniques permettant un parcours de soins encadré, des situations de fraude pourraient être constatées du fait d'une minorité d'assurés sociaux et de professionnels de santé. Face à d'éventuelles fraudes, le forfait sanitaire unique prévoit :

Un contrôle médical qui sera systématique comme c'est le cas dans toutes les assurances santé. Il concernera principalement le respect des protocoles de soins, le contrôle des prescriptions médicales, notamment la prescription des médicaments génériques s'ils sont disponibles sur le marché et le respect de la pyramide sanitaire.

Un contrôle des demandes de remboursement émises par les professionnels de santé. En cas de suspicion de fraude, le remboursement est suspendu le temps d'effectuer un contrôle de l'historique du TPE du professionnel de santé ou de la carte à puce de l'assuré social.

Des sanctions à l'encontre des fraudeurs seront prévues par la loi pouvant aller jusqu'à des peines d'emprisonnement.

La politique de l'offre globale de soins

Un système d'assurance-maladie n'est efficace que si l'offre globale de soins est de bonne qualité. Cela semble normal qu'un assuré qui s'acquitte d'une cotisation bénéficie d'une excellente prise en charge dans les hôpitaux et autres centres de santé partenaires de la caisse d'assurance-maladie. Alors, doit-on attendre que l'offre globale de soins en Côte d'Ivoire soit de meilleure qualité avant la mise en œuvre d'une politique de couverture santé ?

Il est essentiel de rappeler que dans tous les pays où l'offre globale de soins est de bonne qualité, la part des dépenses de santé par rapport au produit intérieur brut (PIB) est élevée. C'est le cas des pays de l'OCDE dont la moyenne des dépenses de santé tourne autour de 10 % du PIB. Aux États-Unis, les dépenses de santé tournent même autour de 17 % du PIB (statistiques de l'OCDE sur la santé 2015).

À l'opposé, dans tous les pays où la part des dépenses de santé est moins élevée, voire insignifiante par rapport au PIB, l'offre globale de soins est de mauvaise qualité. Ainsi par exemple, dans la plupart des pays africains, les dépenses de santé tournent autour de 5 % (statistiques santé banque mondiale 2015). C'est le cas de la Côte d'Ivoire. Le produit intérieur bruit étant la richesse nationale, plus la part de cette richesse nationale consacrée à la santé est élevée, plus l'offre globale de soins est de qualité satisfaisante. En poussant l'analyse plus loin, on constate qu'à l'exception des États-Unis, dans tous les pays où il existe un système public performant d'assurance-maladie de base, les dépenses de santé sont plus importantes par rapport au PIB. Aussi, dans ces pays, l'autre constat est que l'assurance-maladie publique de base intègre l'offre privée de soins par le biais du conventionnement dans sa politique de gestion du risque maladie, mettant en concurrence le privé et le public.

La première observation qui découle de ces analyses est la suivante : pour rendre l'offre de soins satisfaisante dans un pays, une part importante de la richesse du pays doit être consacrée à la santé. La deuxième observation est que le système public d'assurance-maladie permet de mobiliser la richesse publique (collectivité) et la richesse privée (ménages et assurances privées). La troisième observation est que la concurrence dans le domaine de la santé tire l'offre globale de soins vers le haut. Par conséquent, l'instauration d'une assurance-maladie publique ne doit pas être conditionnée par une excellente offre de soins. Car en réalité, c'est l'assurance-maladie qui favorisera l'amélioration de l'offre globale de soins.

En s'inspirant de ce qui précède, la politique de l'offre globale de soins du forfait sanitaire unique intégrera l'offre privée de soins pour instaurer une situation de concurrence afin que les offres soient variées et de bonne qualité. D'autre part, la mise en concurrence entre les centres de santé et autres centres hospitaliers, publics comme privés, ne peut que favoriser l'émergence d'une offre globale de soins de bonne qualité.

En Côte d'Ivoire, l'offre publique de soins n'est pas satisfaisante : insuffisance de centres de santé notamment dans les zones rurales, personnel soignant insuffisant et démotivé, plateau technique obsolète ou inexistant dans de nombreux centres hospitaliers. De fait, depuis le début des années 1990, l'État ivoirien a cessé d'investir dans le domaine de la santé en application de l'initiative de Bamako, alors même que la politique de « recouvrement des coûts » issue de cette initiative rapportait suffisamment d'argent dans ses caisses. Afin de moderniser l'offre publique de soins, l'État ivoirien devra donc réformer sa politique sanitaire et la mettre à jour. Cette réforme passera inévitablement par l'autonomisation des structures hospitalières. À ce jour, les recettes des hôpitaux sont versées au trésor public ivoirien. Les dépenses des hôpitaux, quant à elles, sont planifiées et effectuées par le ministère de la Santé avec tout ce que cela implique comme lourdeur administrative. Le système de forfait sanitaire unique prévoit que les hôpitaux gèrent eux-mêmes leurs recettes qui leur permettront de recruter directement le personnel, le motiver par des primes à la performance, renouveler le plateau technique, etc. Le ministère de la Santé, par le biais de ses inspecteurs contrôlera le bon usage des recettes, surtout la pertinence des dépenses.

Par ailleurs, le ministère de la Santé encouragera à travers « les maisons de santé » l'ouverture de centres de santé privés en vue d'élargir et dynamiser l'offre privée de soins. Le principe des « maisons de santé » se décline ainsi :

Des professionnels de santé de spécialités différentes, associés à des généralistes, s'installeront dans un même local pour mutualiser leur charges de fonctionnement (secrétariat, électricité, téléphone, eau, etc.). Ils recevront une aide à l'installation de l'État (caution du local, achat de matériels, caution auprès des fournisseurs de divers matériels, etc.). En échange, ces professionnels de santé accepteront les tarifs publics dans le cadre d'un conventionnement.

La politique de prévention

Il est difficile pour un pays d'atteindre les objectifs liés à la santé publique en optant uniquement pour les soins curatifs. De même, il est difficile pour les gestionnaires d'une assurance-maladie de lutter contre la hausse des dépenses de santé s'ils n'introduisent pas une bonne politique de prévention à la santé dans le dispositif. Cette politique permettra d'éviter certaines maladies et de dépister précocement certaines autres, afin qu'elles soient vite prises en charge, limitant les coûts exorbitants des soins curatifs. Elle permettra aussi d'éduquer les populations pour des comportements favorables à la santé et les protéger par des vaccinations. Une bonne politique de prévention aide aussi à identifier les individus ou groupes d'individus qui présentent des facteurs de risque et les orienter vers le secteur curatif.

De plus, la prévention, en tant que modèle de contrôle social permettra de renforcer le consensus autour de certains comportements négatifs pour la santé. Ainsi, la consommation du tabac, celle de l'alcool et des boissons sucrées, peuvent, grâce à une bonne politique de prévention, être stigmatisées par la société.

Le forfait sanitaire unique s'appuiera sur les outils de prévention suivants :

Une cellule de prévention du risque maladie : cette cellule fera de la communication préventive en direction des populations pour lutter contre les fraudes diverses et les comportements à risque. Elle fera aussi la promotion de la santé, de l'assurance-maladie et de certaines pratiques comme le sport. Elle axera sa communication sur les différents types de prévention :

- **La prévention primaire** basée sur certains déterminants de la santé. Elle permettra à la population d'éviter de contracter des maladies par une bonne hygiène de vie, la pratique du sport ou encore la non-consommation de l'alcool et du tabac.
- **La prévention secondaire** qui permettra de détecter de façon précoce certaines pathologies, facilitant leur prise en charge rapide et efficace.
- **La prévention tertiaire** qui empêchera par exemple des rechutes et les séquelles après une guérison.

Le bilan de santé : l'assuré disposant d'un bonus sur son compte s'en servira, sur la base des modalités d'utilisation préalablement définies, pour faire un bilan annuel de santé. Le bilan de santé permettra de connaître les éventuelles insuffisances biologiques de l'assuré et de proposer un traitement.

Les principaux avantages du forfait sanitaire unique

Accès aux soins primaires : le forfait sanitaire unique a l'ambition de garantir l'accès total aux soins primaires dans tous les centres de santé publics et privés conventionnés, au premier niveau de la pyramide sanitaire. Il est regrettable qu'en Côte d'Ivoire, des personnes meurent encore du paludisme et autres maladies dont les traitements ne coûtent pas plus de 10 000 FCFA (15 €). À travers le droit universel garanti (**DUG**) dont la valeur sera fixée sur la base du coût du traitement du paludisme, l'accès total aux soins de base sera garanti. Il faut rappeler que dans le système de CMU en Côte d'Ivoire, il est prévu que l'assuré paye, dès les 5 premiers francs, un ticket modérateur qui matérialise sa contribution dans ses dépenses de santé. Il faut aussi rappeler que ce reste à charge est, dans le système bismarckien, le moyen de responsabiliser l'assuré afin de réduire l'aléa moral. Pourtant aujourd'hui, le constat général dans cette formule classique est que le ticket modérateur ne joue plus pleinement ce rôle d'instrument de maîtrise des dépenses du fait de la généralisation du tiers payant et des couvertures complémentaires. D'autre part, ce ticket constituera sans nul doute pour les pauvres et les précaires un vrai frein à l'accès aux soins de base. Il faut le savoir, de nombreux Ivoiriens, notamment en zones rurales, seront incapables de supporter ce reste charge. Avec le dispositif du forfait santé unique, l'assuré ne supportera le ticket modérateur qu'après avoir bénéficié du dispositif du « droit universel garanti » qui favorise l'accès de base aux soins de santé.

Accès aux soins de première nécessité au deuxième et troisième niveau de la pyramide sanitaire : lorsque le double du droit universel garanti (**DDUG**) est soustrait du forfait santé, l'assuré bénéficie de la prise en charge pendant les premiers jours (à déterminer) de son admission dans une structure hospitalière au deuxième et troisième niveau de la pyramide sanitaire. Ce dispositif concerne aussi les soins ambulatoires chez un spécialiste, mais appliqué aux médicaments. La charge du ticket modérateur n'intervient qu'après avoir bénéficié de ce dispositif.

Amélioration de l'offre globale de soins : la concurrence qui découlera de l'autonomisation des centres publics de santé tirera l'offre publique de soins vers le haut. La généralisation des « maisons de santé » et la concurrence entre le public et le privé renforceront quantitativement et qualitativement l'offre globale de soins.

Maîtrise des dépenses et de la fraude : avec la formule du forfait sanitaire unique, le ticket modérateur n'est plus le seul moyen de responsabilisation de l'assuré et de maîtrise des dépenses. La responsabilisation accrue de l'assuré par le forfait santé unique, l'encadrement des soins par le protocole de soins et la traçabilité tout au long du parcours de soins grâce à la carte à puce et le TPE sont des outils efficaces de gestion du risque maladie. Ils empêcheront le risque moral et la demande induite. Plus concrètement, aucun assuré social ne pourra surconsommer inutilement les soins sans être exposé à l'épuisement de son forfait santé avant la fin de l'année, et aucun professionnel de santé n'induira la surconsommation inutile des soins en raison du protocole de soins pour chaque pathologie. La vigilance sera ainsi renforcée.

La flexibilité : le forfait sanitaire unique est flexible puisqu'il permet à l'assuré social de constituer lui-même son panier de soins. Aussi, en cas de déficit, le forfait sanitaire unique dispose de plusieurs leviers d'ajustement :

- Le montant de la cotisation qui peut être revu à la hausse ou à la baisse selon les conjonctures économiques.
- Le droit universel garanti (DUG)
- Le ticket modérateur
- Le taux de la taxe santé

Modernité : le forfait sanitaire unique est conçu avec des outils modernes de gestion : le terminal de paiement électronique (TPE), la carte à puce, le logiciel santé, le système de feuilles de soins électroniques (FSE).

Un financement diversifié : avec la cotisation ouvrant les droits aux prestations et l'apport de la taxe santé, le forfait sanitaire unique permet à l'assurance-maladie de bénéficier d'un financement solide et diversifié, capable de résister aux mauvaises conjonctures économiques.

La responsabilisation de l'assuré : la santé est un bien à la fois public et privé. Il est du devoir de l'État de garantir l'accès pour tous aux soins de santé en créant les conditions de cet accès et en subventionnant certains soins. La collectivité par le biais de l'État ne peut cependant prendre en charge toutes les dépenses de santé. Il appartient à chaque Ivoirien de prendre conscience de l'importance de sa santé et de l'inscrire comme prioritaire dans ses dépenses. Le forfait sanitaire unique, à juste titre, fait de la santé un bien public et privé.

Des délais de remboursement courts : avec un parcours de soins encadré et sécurisé par le TPE, la carte à puce et un système d'informations fluide, les techniciens de l'assurance-maladie n'auront pas de difficultés à vérifier, en cas de doute, les demandes de remboursement. Cela ne peut que raccourcir considérablement les délais de remboursement.

CHAPITRE 4

UNE DÉMARCHE QUALITÉ POUR UNE ASSURANCE-MALADIE PERFORMANTE ET DURABLE

Nous l'avons compris, une assurance-maladie adaptée est plus que jamais nécessaire pour le bien-être des populations des pays africains. Dans les chapitres précédents, nous avons traité de la question du choix de la formule d'une assurance-maladie et des modalités de sa mise en œuvre. Le présent chapitre aborde le sujet de la démarche qualité.

En France, une étude de la Direction de la recherche, des études, de l'évaluation et des statistiques (DREES) montrait déjà en 2006 que, près de 86 % des Français plébiscitaient les services délivrés par les hôpitaux, cliniques et caisses d'assurance-maladie. Les populations africaines, en particulier les Ivoiriens, ne peuvent malheureusement pas faire le même constat. De fait, l'offre globale de soins reste très largement inférieure aux besoins des patients. En outre, le mauvais accueil dans les centres publics de santé n'encourage pas une partie de la population à les fréquenter, se résignant à l'automédication, à la médication ambulante et aux traitements traditionnels dont les effets néfastes ne sont plus à démontrer.

LES PARTIES INTÉRESSÉES

Le succès d'une assurance-maladie réside dans sa capacité à atteindre une « **Performance durable** ». Une assurance-maladie **performante** est donc celle qui satisfait **durablement** les parties intéressées.

Que comprendre par « *partie intéressée* » ?

Une partie intéressée est une personne physique ou morale pouvant influencer ou être influencée par l'assurance-maladie. Bien évidemment, les assurés et leurs ayants-droit sont les premières personnes intéressées par la performance de l'assurance-maladie. Mais il existe également d'autres parties intéressées tout aussi pertinentes comme les organismes de gestion de l'assurance-maladie (la caisse nationale d'assurance-maladie), les centres de santé, les professionnels de santé (Pharmacies, médecin…), les mutuelles de santé ou encore l'État, les collectivités territoriales et les organismes (publics ou privés) sous la tutelle de l'État ou agissant pour son compte.

La satisfaction des parties intéressées suppose une parfaite connaissance de leurs besoins et de leurs attentes, notamment en termes d'offre de soins et de prise en charge des frais médicaux. Ainsi, on peut noter par exemple que les professionnels de santé (Pharmaciens, médecins…) sont très attentifs aux délais de remboursement de leurs prestations. Pour les assurés et leurs ayants-droit, besoins et attentes riment avec qualité de l'offre de soins et prise en charge des frais médicaux.

Par ailleurs, il est à noter que l'offre de soins et la prise en charge des soins médicaux dépendent étroitement de la capacité financière de l'état qui garantit la satisfaction des bénéficiaires de l'assurance-maladie.

Les assurés et leurs ayants-droit, en tant que bénéficiaires, sont la principale partie intéressée d'un système d'assurance-maladie. Un système d'assurance-maladie est donc orienté principalement vers la satisfaction de leurs besoins et attentes.

Quelles peuvent être alors les besoins et les attentes de ces bénéficiaires ?

La réponse à cette question n'est pas aussi évidente qu'on pourrait l'imaginer. En effet, les besoins et les attentes des bénéficiaires d'une assurance-maladie répondent à un processus complexe et dynamique.

Tout d'abord, il faut noter que la pyramide des âges d'une population détermine la nature des bénéficiaires d'une assurance-maladie dans un État. Les besoins n'étant pas les mêmes selon que la population est plutôt vieillissante ou plutôt jeune. Aussi, les besoins et les attentes des bénéficiaires peuvent varier considérablement d'un pays à un autre, voire d'un continent à un autre. À titre d'exemple, contrairement à un ressortissant d'un État africain, le bénéficiaire d'une assurance-maladie en France peut raisonnablement espérer (voire exiger) une prise en charge de ses soins médicaux du même ordre que dans les pays scandinaves.

LES AUTRES PARTIES INTÉRESSÉES

Les autres parties intéressées pertinentes pour un système d'assurance-maladie sont les organismes de gestion de ce système, les centres de santé, les pharmacies, les mutuelles de santé, ou encore l'État, les collectivités territoriales et les organismes (publics ou privés) sous la tutelle de l'État ou agissant pour son compte. Tout comme les assurés et leurs ayants-droit, ces parties intéressées ont également des besoins et des attentes qui doivent être satisfaits afin de leur permettre de remplir convenablement leurs missions. Bien entendu, chacune des parties intéressées a des besoins et des attentes qui lui sont propres. Par exemple, l'une des attentes des centres de santé est de disposer de moyens humains, matériels et financiers pour la prise en charge des patients et la fourniture de soins efficaces. Quant aux pharmacies, l'une de leurs principales attentes concerne les délais de remboursement des frais relatifs aux médicaments fournis aux bénéficiaires de l'assurance-maladie.

Enfin, en plus des attentes propres à chaque partie intéressée, il existe des attentes communes dont la principale est sans doute la nécessité pour les pouvoirs publics de clarifier les rôles des acteurs de l'assurance-maladie. C'est le cas par exemple du contrat de gestion d'une assurance-maladie entre l'État et la structure de pilotage du projet.

LA MAÎTRISE DES RISQUES RELATIFS AUX PARTIES INTÉRESSÉES

Il est désormais convenu que la performance d'un système d'assurance-maladie repose sur la satisfaction de l'ensemble des parties intéressées pertinentes. Dès lors, il apparaît que l'un des enjeux pour un système d'assurance-maladie est de maîtriser le risque d'insatisfaction d'une partie intéressée pertinente.

Ainsi, pour un système d'assurance-maladie, la maîtrise du risque d'insatisfaction des attentes des parties est un processus qui devra donc s'appuyer sur :

- L'identification de l'ensemble des parties intéressées pertinentes.
- La détermination des besoins et des attentes de chaque partie intéressée.
- Une détermination et une évaluation des risques relatifs à ces besoins et attentes.
- Des programmes de prévention et de maitrise de ces risques.

Il faut noter que les besoins, qu'ils soient communs ou spécifiques, évoluent avec le temps. Les besoins d'aujourd'hui n'étant pas forcément ceux de demain. De ce fait, ces besoins et attentes doivent faire l'objet d'une mise à jour régulière.

L'ENJEU DE LA DURABILITÉ DE LA PERFORMANCE

La satisfaction des besoins et des attentes des bénéficiaires et des autres parties intéressées d'une assurance-maladie n'a de sens que si cette satisfaction s'inscrit dans la durée. Ainsi, la « performance durable » constitue l'enjeu majeur pour la réussite d'un système d'assurance-maladie.

L'expérience des systèmes d'assurance-maladie dans les pays riches (Allemagne, Finlande, France, etc.) enseigne que des réformes structurelles ont dû être menées pour maintenir la viabilité du système et sa performance à long terme.

En définitive, il convient de retenir que le pilotage de la performance durable d'un système d'assurance-maladie gagnerait à se faire à travers la mise en place d'un système de management de la qualité, sachant que l'un des avantages de la démarche qualité est qu'elle permet de créer un cadre pour un management, une gestion et un pilotage efficaces de la performance.

DE LA NÉCESSITÉ D'UNE DÉMARCHE QUALITÉ

Apparue au lendemain de la Seconde Guerre mondiale, la démarche qualité a connu un essor considérable qui en fait aujourd'hui un outil quasi-incontournable dans les relations commerciales entre les entreprises. Le succès « relatif » de la démarche qualité dans le monde des affaires a fini par intéresser aussi les activités à but non-lucratif comme les services publics ou encore l'assurance-maladie.

Certaines critiques non dépourvues de sens ont été formulées à l'encontre de la démarche qualité, notamment en termes de lourdeur des systèmes mis en place. Cependant, elles n'ont pas empêché la démarche qualité de gagner du terrain dans les organisations, car ces critiques étaient principalement dues à des défaillances dans la compréhension et dans l'interprétation des principes et normes régissant la démarche qualité. D'ailleurs aujourd'hui, tous les systèmes d'assurance-maladie modernes ont intégré la démarche qualité dans leur mode de gestion.

Notre conception est que la mise en place d'un système d'assurance-maladie en Afrique devrait intégrer dans toutes ses composantes une démarche qualité dès la phase projet. C'est pourquoi la formule d'assurance-maladie proposée dans le présent ouvrage s'appuie de manière significative sur cette démarche.

Ainsi, les pourvoyeurs de l'offre de soins (hôpitaux et centres de santé notamment), mais aussi l'organisme en charge de la coordination et de la gestion de l'assurance-maladie devront s'engager dans une démarche qualité afin de garantir l'atteinte des objectifs de l'assurance-maladie, à savoir la performance et la durabilité.

LES FACTEURS CLÉS DE SUCCÈS

Comme évoqués dans les paragraphes précédents, les bénéficiaires de l'assurance-maladie sont la principale partie intéressée du système. À ce titre, la satisfaction de ces derniers demeure l'objectif premier d'un système d'assurance-maladie, auxquels s'ajoute la satisfaction des autres parties intéressées. Il a été démontré aussi que la démarche qualité constitue un outil pertinent pour assurer et améliorer la satisfaction (sur la durée) des parties intéressées. Cette démarche s'appuie dans son déploiement sur les facteurs clés de succès de la performance durable.

Ainsi, les principaux facteurs clés de succès d'un système d'assurance-maladie qui devront être pilotés dans le cadre d'une démarche qualité sont les suivants : le management des risques, l'accueil et l'écoute des assurés, la communication, la maîtrise des coûts à travers le contrôle interne, la culture du résultat basée sur des évaluations (les audits), les programmes d'amélioration, les reconnaissances.

CONCLUSION

Gratuité des soins, recouvrement des coûts (paiement-direct, micro-assurance, participation communautaire), assurance-maladie universelle, couverture maladie universelle. Tous ces concepts, les Ivoiriens les ont connus, s'y sont familiarisés, y ont cru. Tous ces concepts ont en commun la désillusion des Ivoiriens, car malgré l'espoir qu'ils ont suscité en termes d'accessibilité financière et géographique aux soins de santé, les indicateurs sanitaires en Côte d'Ivoire sont restés médiocres et plus que jamais inquiétants.

Au plan strictement technique, toutes les politiques de santé mises en œuvre, ou dont la mise en œuvre a été tentée à ce jour en Côte d'Ivoire, n'ont pas connu le succès escompté, en raison pour certaines, de la structure et de la faiblesse de l'économie, de la grande pauvreté des Ivoiriens, et pour d'autres, en raison d'une vision irréaliste du financement de la santé. Aussi, ces politiques n'ont pas eu le succès espéré parce qu'elles manquaient d'originalité et de pertinence. Dans leur conception, la vision macroéconomique a pris le pas sur la vision microéconomique. L'accent a été plutôt mis sur les généralités, les grands indicateurs de santé, sans se préoccuper de comprendre la spécificité de chaque agent économique dans la chaîne de production et de consommation des soins. L'on n'a pas cherché par exemple à comprendre, ni le comportement de l'Ivoirien face à la maladie, sa façon de consommer les produits de santé et sa perception de la santé, ni l'attitude des professionnels de santé, leurs attentes, leurs difficultés. Pourtant, comprendre l'individu ou encore l'agent économique peut aider à influencer son comportement et sa perception des choses.

En Côte d'Ivoire, on a plutôt préféré ce qui est fait ailleurs, ce qui nous est recommandé ou conseillé sans véritablement se soucier de la convenance aux réalités internes et de l'applicabilité sur le terrain.

En Côte d'Ivoire, les décideurs n'ont jamais fait de l'innovation dans le domaine de la santé et du social une préoccupation essentielle. La volonté de sortir des sentiers battus, d'expérimenter de nouvelles approches a toujours manqué. Alors, on bricole, on avance, on recule, on donne l'impression de vouloir faire quelque chose. Pendant ce temps, les jeunes, les forces vives, les bras valides, les intelligences ou encore les compétences meurent, privant le pays de son capital humain, une des armes les plus précieuses pour la marche résolue vers le développement.

Cela est une exigence si nous recherchons l'efficacité : en matière de politique de santé, nos gouvernants et nos techniciens doivent aller vers des solutions innovantes, originales, réalistes et pragmatiques. Le forfait sanitaire unique permet de sortir des sentiers battus et d'emprunter d'autres voies beaucoup plus modernes, correspondant aux nouvelles habitudes de consommation des soins et des contraintes économiques. Son financement diversifié, sa politique de maîtrise des dépenses basée sur la responsabilisation accrue de l'assuré social et l'encadrement strict des soins garantissent sa pérennité. Le droit universel garanti (DUG) favorise l'accès total aux soins de base, en ambulatoire et en hospitalisation.

Enfin, l'opportunité donnée au patient de constituer lui-même son panier de soins, l'introduction d'outils modernes de gestion du risque maladie à savoir la carte à puce, le forfait santé, le logiciel santé, le terminal de paiement électronique, la feuille de soins électronique si la technologie le permet, font du forfait sanitaire unique un système moderne et innovant. Il apporte des réponses précises à la problématique de l'accès des Ivoiriens aux soins de santé et se veut pragmatique, cohérent et original.

ACRONYMES

AFD	agence française de développement
AME	aide médicale d'État
AMU	assurance-maladie universelle
CNAM	caisse nationale d'assurance-maladie
CMU	couverture maladie universelle
CMU complémentaire	couverture maladie universelle complémentaire
CMU de base	couverture maladie universelle de base
CSG	Contribution sociale généralisée
CSU	couverture santé universelle
CDU	union chrétienne-démocrate. Parti politique conservateur allemand.
DREES	direction de la recherche, des études, de l'évaluation et des statistiques
DUG	droit universel garanti
DDUG	double du droit universel garanti
DG	directeur général
FSE	feuille de soins électronique

FSUCOM	formation sanitaire urbaine et communautaire
INAMI	institut national d'assurance-maladie-invalidité
MS	maisons de santé
MACIF	mutuelle assurance des commerçants et industriels de France
MGEN	mutuelle générale de l'éducation nationale
MGFAE	mutuelle générale des fonctionnaires et agents de l'État
MUGEF-CI	mutuelle générale des fonctionnaires et agents de l'État de Côte d'Ivoire
NHIS	national health insurance scheme (système national d'assurance santé du Ghana)
OCDE	organisation de coopération et de développement économiques composée de 34 pays.
OGD	organismes gestionnaires délégués
OMD	objectifs du millénaire pour le développement
OMS	organisation mondiale de la santé
ONG	organisation non-gouvernementale
ONSS	office national de la sécurité sociale de Belgique
ONU	organisation des nations unies
PIB	produit intérieur brut
PCA	président du conseil d'administration

SNI	syndicat national des instituteurs en France
SPD	parti social-démocrate indépendant d'Allemagne.
TPE	terminal de paiement électronique
TVA	taxe sur la valeur ajoutée
UEMOA	union économique et monétaire ouest-africaine

BIBLIOGRAPHIE

- Symposium, 5e anniversaire de l'agence pour le développement et la coordination des relations internationales à Paris, France (novembre 2000) : la prise en charge des soins de santé dans les pays en voie de développement.
- Rapport de Félix TANO « diagnostic juridique des mutuelles de santé en Côte d'Ivoire, juin 2006).
- Rapport inspection générale des affaires sociales (IGAS), France, 2002).
- « La micro-assurance de santé dans les pays à faible revenu » Alain LETOURNY et Aude PAVY-LETOURNY, agence française de développement (AFD) 2005.
- « Les déterminants de l'adhésion aux mutuelles de santé en Afrique subsaharienne : un inventaire des travaux empiriques ». Article de Jacques DEFOURNY et Julie FAILON dans la revue « Monde en développement » numéro 153, 2011.

- Rapport OMS 2006.
- Déclaration finale du sommet de GLENEAGLES, juillet 2005.
- Interview du ministre DOSSO Moussa dans le quotidien fraternité matin du 26 février 2016.
- Revue médecins du monde, avril 2008.
- Résolution assemblée générale ONU sur la couverture santé universelle, décembre 2012.
- L'économie informelle dans les pays en développement, document AFD, décembre 2012.
- Statistiques de l'OCDE sur la santé 2015.
- « Mutuelles de santé en Afrique et systèmes nationaux d'assurance-maladie obligatoire. L'histoire européenne se répétera-t-elle ? » Article de presse de Bart CRIEL et Monique Van DORMAEL dans la revue « tropical medicine and international Health », mars 1999.
- « La place de la mutuelle générale des fonctionnaires et agents de l'état de Côte d'Ivoire (MUGEF-CI) dans la mise en œuvre du système de couverture maladie universelle (CMU) en Côte d'Ivoire ». Mémoire de fin d'études en « gouvernance mutualiste » à l'université de Versailles, Saint-Quentin de TOURÉ Lanciné, directeur général de la MUGEF-CI.
- Panorama de la Santé 2015 : OCDE).
- Suivi des progrès vers la CSU en Côte d'Ivoire : analyse situationnelle de base du bureau de représentation en Côte d'Ivoire, OMS novembre 2015.

- Organisation et système de santé en France, GIPSPSI, 2010.
- Rapport annuel des statistiques de santé (RASS) 2013 du ministère ivoirien de la santé.
- Rapport 2015 du PNUD.
- L'assurance-maladie universelle (AMU) en Côte d'Ivoire : enjeux, pertinence et stratégie de mise en œuvre. Clotilde Ohouochi, L'harmattan 2015.
- L'accès aux soins de santé en Afrique de l'Ouest : au-delà des idéologies et des idées reçus, Valéry RIDDE, février 2012 les presses de l'université de Montréal.
- L'innovation sociale, Juan-Luis KLEIN, jean louis LAVILLE, Frank MOULAERT, édition ÉRÈS 2014.
- Financement de la santé en Afrique : le choix de l'assurance-maladie universelle, édition du panthéon 2012. Donatien Robé.
- Pauvreté des ménages et accès aux soins de santé en Afrique de l'Ouest : Burkina Faso, Côte d'Ivoire, Ghana, Mali et Togo, Bernard KOUASSI, Karthala.
- Santé maternelle et accès aux soins en Afrique de l'Ouest. Pierre Fournier, Slim Haddad et Valéry RIDDE.

TABLE DES MATIÈRES

DEUXIÈME PARTIE
REMÈDE

Santé et Médecine

aux éditions L'Harmattan

Dernières parutions

MALADIES AUTO-IMMUNES
Quand notre système de défense nous trahit
Tron François
Le système immunitaire nous protège contre les virus, les bactéries et les parasites. Il peut parfois tourner ses armes contre l'organisme qu'il est censé défendre et y induire des lésions. Les maladies qui en résultent sont dites auto-immunes. Elles sont fréquentes et ensemble constituent la troisième cause de morbidité derrière les maladies cardiovasculaires et cancéreuses. Ce livre parcourt aussi les voies que la recherche emprunte pour corriger les désordres cellulaires et moléculaires observés au cours de chaque maladie auto-immune.
(Coll. Acteurs de la Science, 22.50 euros, 212 p.)
ISBN : 978-2-343-07769-7, ISBN EBOOK : 978-2-336-39806-8

LE DROIT DE LA GÉNÉTIQUE
À la recherche d'une branche du droit
Bricker Guillaume - Préface de Gérald Teboul
En matière de génie génétique, les questions éthiques et polémiques se multiplient à mesure que la technique évolue et embrasse de nombreux sujets : reproduction, OGM, tests génétiques, clonage… Le droit est-il suffisamment en avance pour y répondre ? Cet ouvrage permet de mieux connaître les règles et en assure la promotion, tout en mettant en garde contre les glissements éthiques. Il offre un panorama complet du cadre juridique applicable à la génétique. L'ensemble des textes permet de mieux comprendre les enjeux et quelquefois les limites de la législation.
(Coll. Le Droit aujourd'hui, 65.00 euros, 852 p.)
ISBN : 978-2-343-06705-6, ISBN EBOOK : 978-2-336-39860-0

BIOÉTHIQUE ET TRANSDISCIPLINARITÉ
Brelet Claudine, Patrick Curmi, Fatima Zhora Elkebir, Salwa Hamrouni, Mourad Merdaci - Préface de Christian Byk
Réflexion transdisciplinaire sur les rapports entre les sciences de l'homme et son environnement, cet ouvrage défend une bioéthique ouverte à la société civile. Il reflète les défis moraux auxquels sont maintenant confrontées les biotechnologies, depuis les OGM jusqu'à la PMA. Les chercheurs rappellent que la révolution biotechnologique peut et doit contribuer à améliorer la qualité de la vie, présente

et future. La bioéthique questionne finalement la nature même de l'être humain et offre la perspective d'un nouvel avenir.
(Coll. Cultures et Médecines, 17.00 euros, 154 p.)
ISBN : 978-2-343-07225-8, ISBN EBOOK : 978-2-336-39901-0

TRANSGRESSIONS DES FRONTIÈRES DU CORPS
La chirurgie esthétique
Mitz Vladimir
Les frontières de la chirurgie esthétique délimitent, avec difficulté, une spécialité chirurgicale qui est expansive. Cette chirurgie transgressive dérange les concepts philosophiques du «accepte-toi tel que tu es», elle bénéficie d'innovations tumultueuses telles les homogreffes du visage ou des membres, elle est constamment soumise à l'œil éveillé des médias. Cet ouvrage se propose d'en exposer les facettes en explorant ses mythes, ses bases conscientes et inconscientes et ses limites.
(Coll. Eidos série Retina, 16.50 euros, 156 p.)
ISBN : 978-2-343-07729-1, ISBN EBOOK : 978-2-336-39759-7

VERS LA CÉCITÉ
Un étrange parcours – Récit
Abbadie-Douce Paulette
Dans son précédent ouvrage « Voyage vers la cécité », l'auteur se penchait sur le choc éprouvé à l'annonce du verdict de cette maladie des yeux qui l'affecte : la « DMLA ». Dans ce nouvel ouvrage, elle nous dévoile d'étranges phénomènes qui l'assaillent et la troublent. À la suite de recherches, elle découvre avec stupéfaction que ces phénomènes sont une conséquence prévisible de la maladie des yeux qui l'affecte. Alors pourquoi ce silence autour de ces phénomènes reconnus par les spécialistes ?
(8.00 euros, 50 p.)
ISBN : 978-2-343-07608-9, ISBN EBOOK : 978-2-336-39792-4

MÉDECINE À TRAVERS LES SIÈCLES
Entre rencontres et découverte
Sous la direction de Xavier Riaud
Si la médecine et ses acteurs ont contribué incontestablement au bien-être de l'humanité, les dérives de quelques-uns ou les zones d'ombre amènent inévitablement à une discussion à propos de l'éthique qui doit la régir. Forts de ce postulat, les auteurs de cette collection ont souhaité décrire les avancées et les évolutions des sciences médicales.
(Coll. Médecine à travers les siècles, 19.00 euros, 182 p., Illustré en couleur)
ISBN : 978-2-343-07425-2, ISBN EBOOK : 978-2-336-39465-7

LA DÉPRESSION
Une pathologie à visage multiple
Lamessi Alain - Préfaces du docteur Thierry Malassiné
et du professeur Michel Dieudonné Vohito
Le présent ouvrage tente de présenter les multiples visages de la dépression. Pour cela, Alain Lamessi retrace la longue histoire de cette maladie qui n'a cessé de

se métamorphoser au fil des ans, avant de questionner la problématique de la classification. Passant ensuite en revue les facteurs, corrélats et autres théories, il lève un bout de voile sur la complexité de ce trouble de l'humeur, tout en faisant un détour dans ses spécificités africaines.
(26.50 euros, 270 p.)
ISBN : 978-2-343-06235-8, ISBN EBOOK : 978-2-336-39178-6

SCIENCE ET HUILES ESSENTIELLES
Baumann Alexandre
Les huiles essentielles sont fortes là où les médicaments sont faibles : maux de dos, maladies cardiovasculaires, infections chroniques, anxiété « ordinaire »... Cela est étayé par de nombreuses études scientifiques. Pourtant elles continuent à être vues comme de simples substances agréablement odorantes. Ce livre combat cette injustice en détaillant une centaine d'études scientifiques démontrant de réels effets thérapeutiques.
(17.50 euros, 172 p.)
ISBN : 978-2-343-07469-6, ISBN EBOOK : 978-2-336-39322-3

LA MALTRAITANCE DES PERSONNES ÂGÉES
L'envers du décor
Sauveur Yannick - Postface de Pascal Lardellier
Ce livre interroge les causes de la maltraitance des personnes âgées. L'auteur cible les responsabilités de l'État et la faiblesse des moyens mis au service des personnes âgées. Il offre ainsi une réflexion sur le jeunisme, l'âgisme et la société marchande. Fort de son expérience du milieu médicosocial, l'auteur apporte un éclairage original sur l'envers du décor, les personnels maltraités. De nombreux témoignages illustrent son propos.
(Coll. Des Hauts et Débats, 19.00 euros, 186 p.)
ISBN : 978-2-343-07283-8, ISBN EBOOK : 978-2-336-39357-5

ACCOMPAGNER LA VIE JUSQUE-LÀ
Feroumont Bernadette - Préface de Gabriel Ringlet
Ouvrir ce livre, c'est plonger dans l'univers de l'accompagnement de la fin de vie et comprendre combien des attitudes simples et spontanées peuvent compter pour le patient, l'entourage ou l'équipe soignante. Les récits parlent de tendresse et de moments heureux, mais aussi de tristesses, de colères, d'injustices. Ouvrir ce livre, c'est aussi découvrir que le temps nous rappelle l'urgence de savourer la vie : il nous invite à porter sur nos rencontres et nos gestes un regard intérieur qui leur donnera du sens.
(Coll. Encres de vie, 16.50 euros, 162 p.)
ISBN : 978-2-336-30839-5, ISBN EBOOK : 978-2-336-39254-7

LES ÎLES DÉSERTES
Avela Guilloux, Rébecca Stella
Léa a 9 ans. Un jour, elle découvre qu'elle est diabétique. À partir de ce moment-là, sa vie change, devient compliquée. Elle doit faire face à sa colère, ses propres peurs, à un traitement difficile, à des contraintes auxquelles elle ne s'attendait pas, aux réflexions pas toujours délicates de son entourage. Léa va devoir apprendre

à vivre avec ce diabète, cette « sale bête » qui l'accompagne désormais. Dans son imaginaire d'enfant, Léa devient Super Léa, une super-héroïne du quotidien, une dompteuse... La « sale bête » n'a qu'à bien se tenir ! «Écrite par deux mères d'enfants qui souffrent de ce mal, la pièce a des accents de vérité d'autant plus convaincants que le rôle de la fillette est endossé par Rébecca Stella, l'une des mamans qui est de surcroît une comédienne d'une subtile envergure.» (Pariscope). «Un joli spectacle.» (www.froggydelight.com)
(15.00 euros) ISBN : 978-2-336-2-97408

SE LIBÉRER D'UNE ADDICTION SANS DROGUE
Baclofène et boulimie : une expérience
Goffart Claude
Ce livre retrace l'itinéraire d'une «toxico de la bouffe», aidée dans son combat par l'usage du baclofène, molécule ancienne redécouverte par un professeur alcoolique. Elle s'avère efficace pour supprimer l'envie irrésistible qui mène à la bouteille mais semble aussi apte à aider les boulimiques. Décrit dans ces pages, ce traitement demande surtout de la ténacité et un travail sur soi attentif mené avec un thérapeute et en lien avec une association dédiée aux utilisateurs de ce traitement.
(20.50 euros, 198 p.)
ISBN : 978-2-343-06233-4, ISBN EBOOK : 978-2-336-38817-5

AUTISME
Le sacrifice invisible
Trajectoires des familles et regards croisés des professionnels
Jean-Bart Christiane
Malgré des évolutions positives dans l'accompagnement des enfants autistes, l'auteure sort de l'institution et va à la rencontre des familles. Retracer leurs trajectoires lui semble indispensable à la compréhension de l'environnement de l'enfant autiste. Il s'agit d'avoir une vision globale de l'enfant autiste, de prendre en compte tout ce qui influe sur lui dans des cadres comme l'institution qui le prend en charge, sa famille, l'école, son voisinage...
(Coll. Réseau Tessitures, 25.00 euros, 256 p.)
ISBN : 978-2-343-06565-6, ISBN EBOOK : 978-2-336-38662-1

FRAGMENTS POUR UNE HISTOIRE DE LA GÉRONTOLOGIE (Volume 1)
OAREIL
Ce livre raconte avec force anecdotes la naissance de l'action gérontologique : les errements, les oppositions et les luttes des acteurs qui ont ouvert cette voie nouvelle. Ce tome rassemble les entretiens individuels de ces femmes et hommes, pionniers chacun dans leur domaine. Ils narrent leurs parcours, leurs rencontres, la manière dont ils s'y sont pris pour construire pas à pas des actions, des services, des organisations sur des terrains en friche.
(Coll. La gérontologie en actes, 23.50 euros, 220 p.)
ISBN : 978-2-343-06908-1, ISBN EBOOK : 978-2-336-38920-2

L'HARMATTAN ITALIA
Via Degli Artisti 15; 10124 Torino
harmattan.italia@gmail.com

L'HARMATTAN HONGRIE
Könyvesbolt ; Kossuth L. u. 14-16
1053 Budapest

L'HARMATTAN KINSHASA
185, avenue Nyangwe
Commune de Lingwala
Kinshasa, R.D. Congo
(00243) 998697603 ou (00243) 999229662

L'HARMATTAN CONGO
67, av. E. P. Lumumba
Bât. – Congo Pharmacie (Bib. Nat.)
BP2874 Brazzaville
harmattan.congo@yahoo.fr

L'HARMATTAN GUINÉE
Almamya Rue KA 028, en face
du restaurant Le Cèdre
OKB agency BP 3470 Conakry
(00224) 657 20 85 08 / 664 28 91 96
harmattanguinee@yahoo.fr

L'HARMATTAN MALI
Rue 73, Porte 536, Niamakoro,
Cité Unicef, Bamako
Tél. 00 (223) 20205724 / +(223) 76378082
poudiougopaul@yahoo.fr
pp.harmattan@gmail.com

L'HARMATTAN CAMEROUN
BP 11486
Face à la SNI, immeuble Don Bosco
Yaoundé
(00237) 99 76 61 66
harmattancam@yahoo.fr

L'HARMATTAN CÔTE D'IVOIRE
Résidence Karl / cité des arts
Abidjan-Cocody 03 BP 1588 Abidjan 03
(00225) 05 77 87 31
etien_nda@yahoo.fr

L'HARMATTAN BURKINA
Penou Achille Some
Ouagadougou
(+226) 70 26 88 27

L'HARMATTAN SÉNÉGAL
10 VDN en face Mermoz, après le pont de Fann
BP 45034 Dakar Fann
33 825 98 58 / 33 860 9858
senharmattan@gmail.com / senlibraire@gmail.com
www.harmattansenegal.com

L'HARMATTAN BÉNIN
ISOR-BENIN
01 BP 359 COTONOU-RP
Quartier Gbèdjromèdé,
Rue Agbélenco, Lot 1247 I
Tél : 00 229 21 32 53 79
christian_dablaka123@yahoo.fr

Achevé d'imprimer par Corlet Numérique - 14110 Condé-sur-Noireau
N° d'Imprimeur : 130371 - Dépôt légal : juillet 2016 - *Imprimé en France*

www.ingramcontent.com/pod-product-compliance
Lightning Source LLC
LaVergne TN
LVHW051403061026
849535LV00009B/3338